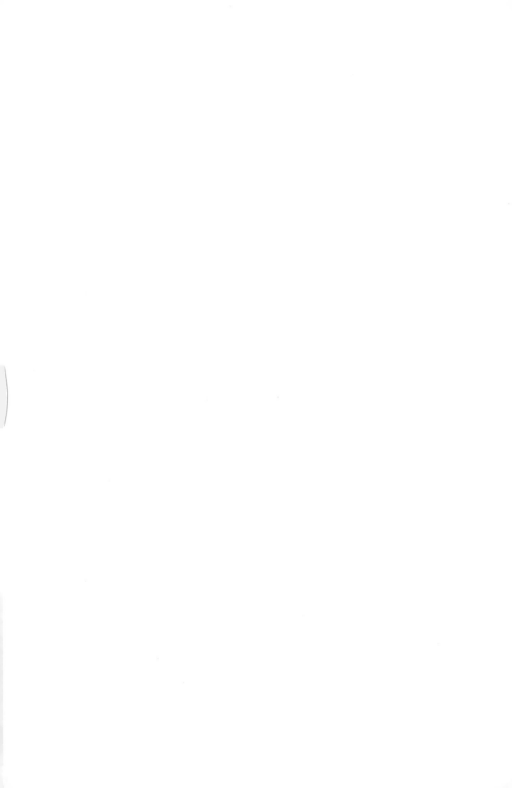

用一張圖，學會美麗健康祕訣

女生要好好的

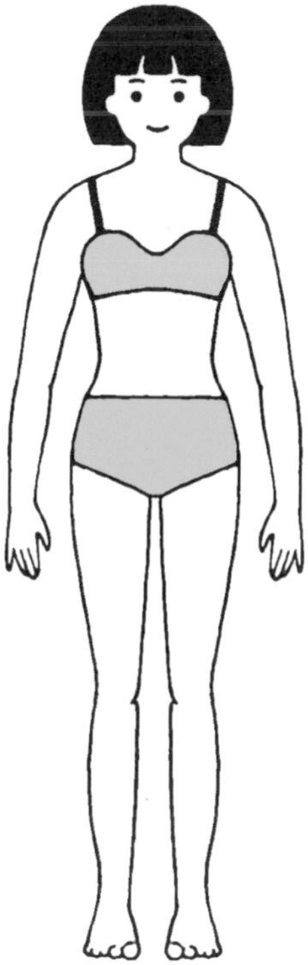

醫學博士
小池統合醫療診所院長
小池弘人 監修
李靜宜 譯

雖然不到必須休息的程度，但就是覺得身體不舒服，
而且，不知為什麼總是感到疲倦。
頭痛、生理痛時，
總是吃止痛藥壓下來。
肩膀和脖子都硬邦邦的……說起來，其實是全身都很僵硬。

皮膚也容易乾燥，有擦傷時，傷口也很難癒合。
每天的疲勞都無法消除，
也變得比較容易緊張。

女生每天都過得好辛苦。

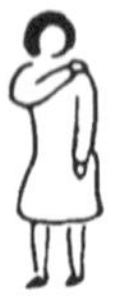

哎，這也沒辦法。

——不過，請不要放棄。
人體是由大約六十兆個細胞所組成，
細胞每天都在更新。

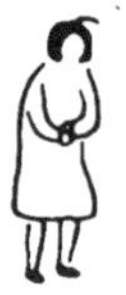

所以，愈是好好照顧身體，
就能擁有變得健康的能力、再生的能力。

方法很簡單——
讓身體溫暖起來、注意飲食均衡，
活動身體、整頓心靈。
只要持之以恆實踐這些簡單方法，
身體自然就會恢復它原有的能力。

請好好面對自己的身體，
就像是愛自己珍視的人、疼愛小孩子一樣。
打造「現在的身體」或「未來的身體」，
都是唯有你才能做到的事。
自己的身體請自己照顧。
你一定能活得更像自己。

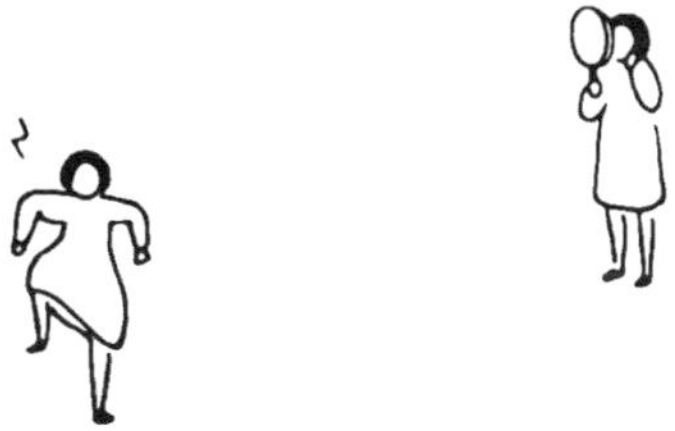

目錄

本書使用方法 9

序章

什麼事對身體有益？

什麼是對身體有益的事？ 12

溫 消除身體不適的祕訣❶ 提高體溫 16

食 消除身體不適的祕訣❷ 攝取均衡飲食 18

動 消除身體不適的祕訣❸ 藉由運動讓氣血暢通 20

想 消除身體不適的祕訣❹ 讓停滯的心靈流動 22

第1章

盡量養成習慣的十個健康祕訣

- 24小時、每一天，都要保持身體溫暖 26
- 泡15分鐘三十八～四十度的半身浴 28
- 不使用沐浴乳 30
- 減少白飯、麵包等主食的攝取量 32
- 攝取綜合維生素及礦物質的營養補充品 34
- 按摩小腿 36
- 每天都要撥出一段時間遠離3C產品 38
- 跟其他人一起享受用餐時光 40
- 有意識地呼吸 42
- 睡眠品質比睡眠時數重要 44

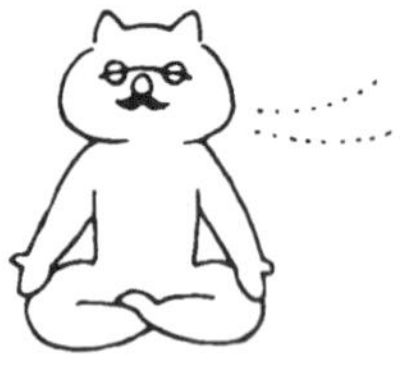

第2章 溫 讓身體溫暖的健康祕訣

- 要意識到自己有體寒的問題……48
- 慢慢喝溫開水……50
- 穿五趾襪……52
- 穿棉質或絲質的內衣褲……54
- 覺得冷，可以刺激「命門」「腎俞」「太溪」等穴道……56
- 以溫灸的方式刺激穴道……58
- 溫暖較大塊的肌肉及較粗的血管……60
- 善用熱毛巾……62
- 利用熱水袋……63
- 做足浴和手浴……64
- 泡澡用品可使用碳酸入浴劑……66
- 感冒就喝葛根湯，然後泡個澡發汗……68
- 吃薑……70
- 避免吃性質寒涼的食材……72

第3章 食 均衡飲食的健康祕訣

- 女性可服用「當歸芍藥散」「桂枝茯苓丸」及「加味逍遙散」這三帖藥方……76
- 每2～3個小時就要補充維生素C……78
- 補充鐵質，要選擇吸收率高的血鐵質……80
- 心浮氣躁、眼皮直跳時，要補充鈣質……82
- 保養肌膚，要攝取維生素C、E和輔酶Q10……84
- 便祕和腹瀉就靠益生菌……86
- 服用維生素B群和鳥胺酸可避免宿醉和憂鬱……88
- 輔酶Q10可改善心悸……89
- 初次嘗試順勢療法，可從「烏頭」開始……90
- 恐慌發作時，可使用花精療法的急救花精……92
- 一物全體的飲食方式……94

- 吃地產地銷的食物……95
- 食用豆腐、納豆等大豆製品……96
- 攝取黑色食材……98
- 多吃肉……100
- 避免購買已切好的蔬菜……102
- 不要吃太多水果……103
- 零嘴要選擇核桃、花生等堅果類……104
- 根菜類及海藻，有助消除便祕……106
- 喝用滑菇或金針菇煮的味噌湯……107
- 有頭痛煩惱時，可試著不吃巧克力、紅酒、起司……108
- 皮膚鬆弛是由於缺乏蛋白質……110
- 關節疼痛時，要避免吃茄科蔬菜……111
- 使用初榨橄欖油……112
- 使用omega-3家族的亞麻仁油及荏胡麻油……113
- 用奶油取代人造奶油……114
- 生理期謝絕巧克力、起司、咖啡……116
- 剛嘗試喝花草茶的人，可從洋甘菊茶和薄荷茶開始……117
- 飲用水選擇屬於硬水的礦泉水……118
- 記錄自己吃的食物……120
- 吃一口食物要嚼三十下……122
- 用餐的順序應該是蔬菜↓其他配菜↓主食……124
- 試著實況轉播用餐過程……126
- 經常打嗝或放屁，就要避免吃太快，或是邊吃邊說話……128
- 眼睛疲勞可吃藍莓……129
- 沒有食慾就不要勉強進食……130
- 嘗試短期斷食……132

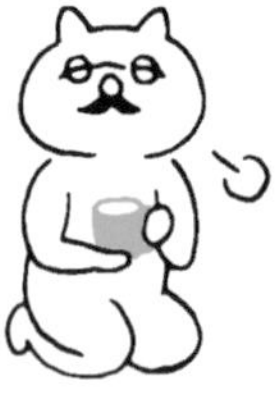

第4章

動 改善氣血不通的健康祕訣

● 早上曬一曬太陽 …… 136
● 每天早上照鏡子確認一下舌頭的狀態 …… 138
● 早上起床後漱口 …… 140
● 每天早上量體溫 …… 142
● 觸摸身體，感覺身體 …… 144
● 寫健康日記 …… 146
● 找到喜歡的香味，讓它成為自己的夥伴 …… 148
● 一天做一次拜日式 …… 150
● 伸展側腹 …… 152
● 伸展大腿前側 …… 153
● 在手腕綁上繩子活動一下 …… 154
● 每小時閉目休息一次 …… 156
● 肩膀放鬆，不要用力 …… 157
● 布置一個不會造成身體不適的電腦使用環境 …… 158
● 將生理期視為最適合排毒和休息的期間 …… 160
● 試著使用布製衛生棉 …… 161
● 生理痛就靠溫暖身體、按壓穴道及中藥來克服 …… 162
● 從經血就能看出生理狀態 …… 164
● 轉動腳踝，按摩一下 …… 166
● 肩膀僵硬可按壓「肩井」「後溪」「合谷」等穴道 …… 168
● 一天消除一次腰部疲勞 …… 170
● 每小時伸一次懶腰，並溫暖腰部 …… 172
● 要是便祕或脹氣，就做壓腿排氣式 …… 173
● 臉部水腫就按壓「太陽」「四白」「顴髎」等穴道 …… 174
● 試著偶爾暴飲暴食 …… 176
● 放鬆眼睛周圍的肌肉 …… 177
● 皮膚保濕就用凡士林 …… 178
● 預防黑斑，就靠帽子、洋傘、墨鏡、維生素C …… 180
● 失眠時，可試著凝視一個點 …… 181
● 選擇躺著時能讓身體如同保持站姿的枕頭 …… 182

● 一天冥想3分鐘……184

第5章 想 讓心靈阻塞流通的健康祕訣

● 有時候不要多想，先做再說……188
● 不行的話就放棄……190
● 不要想著「不做不行」，而是「來做〇〇吧！」……192
● 無精打采時，總之先笑笑……193
● 痛快哭一場……194
● 放聲大喊或丟擲東西，胡鬧一下……195
● 不要將情緒憋在心裡，試著找人傾吐……196
● 將煩惱和壓力的來源寫在紙上，然後撕破……197
● 不要相信立即見效的健康方法……198
● 給自己獎勵……200
● 別讓行為一成不變……202
● 接觸山、川、海洋等大自然……204
● 種植物，或是養寵物……206
● 放假時，保留一段時間什麼都不做……208

附錄

● 穴道對應圖……210
● 嚴選 中藥藥方一覽表……215
● 嚴選 芳香療法常使用的精油……216
● 嚴選 順勢療法一覽表……218
● 全38種 花精一覽表……219

對症索引……221

說明

- 本書介紹的方法不一定對所有人都有效。效果也因人而異。
- 孕婦、有可能懷孕者、高齡者、有特定疾病者、正在接受治療的人等，請先諮詢醫師。
- 嘗試任何一個健康方法後，若覺得不太適合自己、身體不適等感覺身體有異時，請立刻停止。

本書使用方法

為了就算身體微恙，每天依舊努力生活的女性，本書整理出106個健康祕訣。請在日常生活中實踐你感興趣的祕訣，培養出健康美麗的身心。

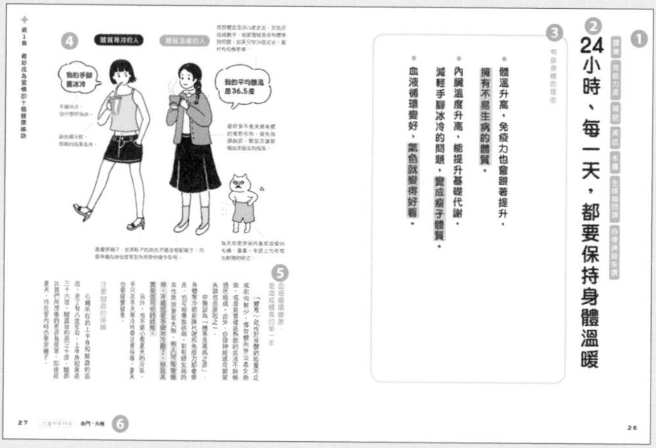

24小時、每一天，都要保持身體溫暖
體溫升高，免疫力也會跟著提升，擁有不易生病的體質。
內臟溫度升高，能提升基礎代謝，減輕手腳冰冷的問題，變成瘦子體質。
血液循環變好，氣色就變得好看。
體質寒冷的人
體質溫暖的人
我的手腳會冰冷
我的平均體溫是36.5度

❶ 索引：適用的不適症狀，或想達到的目的

能知道該健康方法對什麼不適症狀有效，或能達到的目的。請參考書末對症索引（P.221）。

❷ 健康方法

簡單而且能立刻實踐的健康方法。請依自己的不適症狀和身體狀態，從感興趣的方法開始做起。

❸ 有益身體的理由

可以知道該項健康方法能帶來什麼效果。

❹ 插圖解說

為了讓讀者馬上就能照著做，附上插圖做更詳盡的解說，並有補充說明。

❺ 主文

詳細介紹該項健康方法為什麼有益身體，以及相關資訊。

❻ 穴道小筆記

介紹與不適症狀對應的穴道。請參考書末的穴道對應圖。

★本書共五章。第一章「最好成為習慣的十個健康祕訣」，嚴選出每天應該在生活中落實的十個習慣，加以介紹。其他章則分為「溫、食、動、想」四大類，讀者可以從有興趣的類別開始讀。例如，對手腳冰冷感到煩惱的人可先翻到第二章「讓身體溫暖的健康祕訣」，關心怎麼吃才健康的人，可先看第三章「均衡飲食的健康祕訣」。

★本書雖然介紹許多有益身體的方法，但不一定要全部做到。畢竟其中可能有不適合個人狀態，或者做了之後感覺不到效果的方法。健康沒有「正確答案」，請從這些方法中選擇你喜歡的、適合你身體的施行。此外，如同「序章」所提到的，不要只單做某一類方法，而是平均搭配「溫、食、動、想」的各類方法最佳。

序章

什麼事對身體有益？

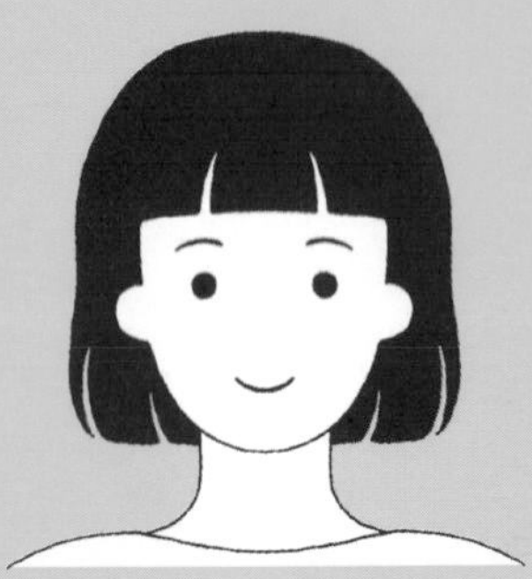

「我想變得健康」，

「希望盡可能不要吃藥」，

「我很煩惱自己體力差的問題」……

在擔憂自己身體的各種狀況前，

讓我們先整理出

所謂健康身體該有的狀態。

如此，就能看出自己缺少什麼、

需要什麼。

什麼是對身體有益的事？

～要消除身體不適應該知道的事～

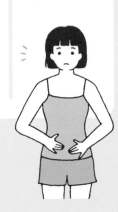

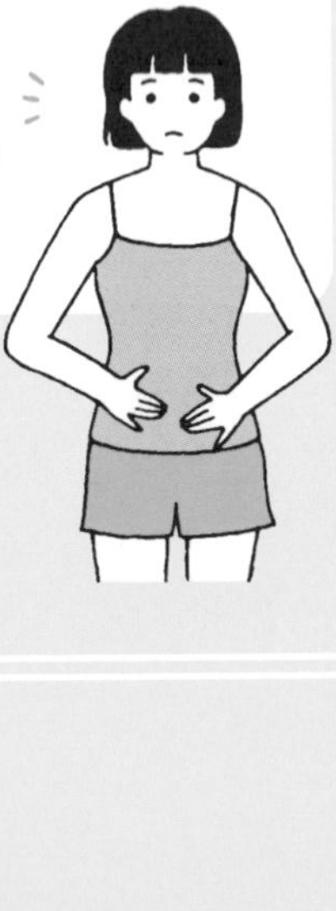

「吃香蕉就會瘦」「吃洋蔥能變得健康」「只要一天做三十次〇〇伸展，就可改善肩膀僵硬的問題」——你是不是常常受到類似這樣的健康資訊影響？電視和網路上充斥著淺顯易懂的訊息，標榜「這麼做就能有益健康」。但只要吃洋蔥就一定能變健康？哪有這麼簡單的事。那麼，你是不是會覺得這樣的訊息不太對？

話說回來，健康指的是什麼樣的狀態？是健檢報告上的各項數字都正常嗎？不過，很多人就算檢查結果沒問題，還是說自己不太舒服。另外，也有人就算檢查出來的數字不佳，也沒有生病而且很長壽。

事實上，所謂健康的狀態沒有正確答案。

只能說，在健康的狀態下，全身細胞都能運作良好，這是健康最基本的定義。為此，身體要透過血液將所需的氧氣和養分送至全身，並回收老廢物質，排出體外，也就是讓身體保持良好的體內循環。

簡言之，「讓血液循環良好、氣血暢通」很重要。

體內循環一旦不佳，身體會變冷，代謝變差，免疫力和自律神經的功能也會變弱，造成肩膀僵硬、頭痛、便祕、疲倦、生理期不規律等問題，也可能導致嚴重疾病。

要怎麼做才能避免這種狀況？頭痛吃止痛藥，便祕吃瀉藥，雖然依賴藥物短時間內可緩解症狀，但無法治本。唯有讓血流順暢、調整體內循環，才能變成自己能治好自己的力量，亦即必須提升身體的自癒力。

只要有一個環節不平衡，身體狀況就會失調。

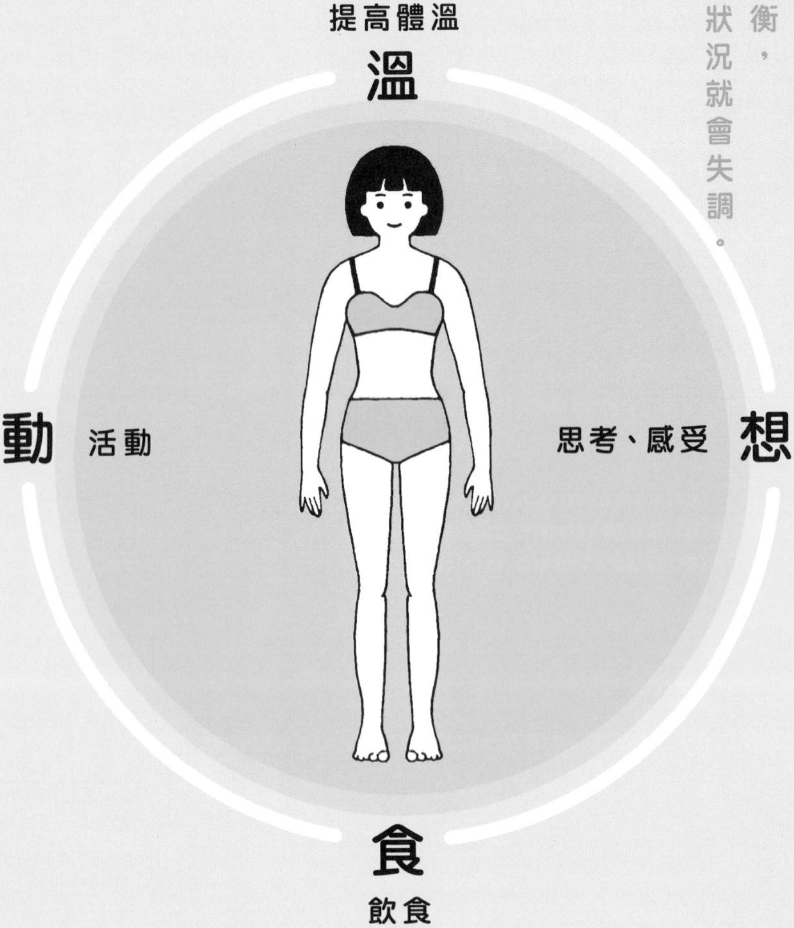

提高身體自癒力有四個重點。

①提高體溫〈溫〉

②攝取均衡飲食〈食〉

③讓氣血暢通〈動〉

④讓停滯的心靈流動〈想〉

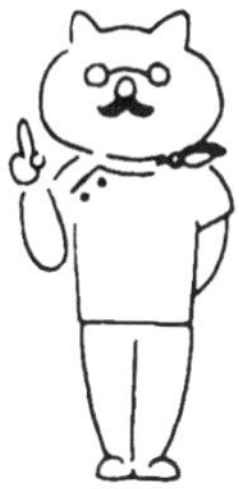

換句話，只要避免「體寒」「飲食失衡」「缺乏運動」「思考偏頗」，就能擁有健康。

接下來，我們來仔細看一下「溫、食、動、想」這四點。

溫

提高體溫

消除身體不適的祕訣❶

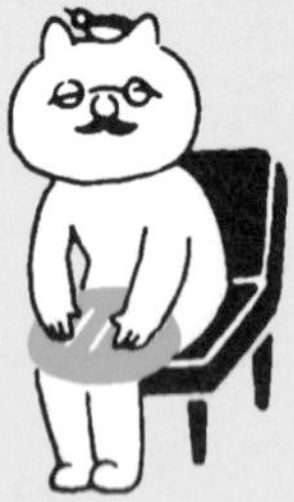

理想的體溫是三十六・五度左右，這是促進新陳代謝，讓免疫系統和自律神經順利運作的溫度。你平常的體溫是幾度？如果只有三十五度左右，即是危險信號。你應該有什麼身體不適的煩惱。

「體寒」沒有精確的定義，本書是將其視為體內循環不夠暢通，或是只有某些部分暢通的狀態。四肢等身體末梢血液循環不佳，多是由於血液只在某些固定的血管流通，其他部位的血流量則較少。因此，要讓血液確實流遍全身。為達到這個目的，就要讓身體充分保持溫暖。

由於女性身體的肌肉量比男性少，有體寒問題的人很多。

不過，雖然說大多數女性都如此，但請不要輕忽這個問題。體寒表示血液循環不佳，也是體內失衡的證據。中醫認為「體寒是萬病之源」，所以也可以說，多數女性都有身體不適的問題。

例如生理痛、經前症候群、頭痛、皮膚問題、心浮氣躁、情緒低落等。所有的不適症狀，多數只要讓身體溫暖起來就能改善。

人一旦死亡，身體就會變冷。反過來說，讓身體溫暖，就是在延續生命，亦即擁有健康。

本書將介紹各種讓身體溫暖的方法，具體來說，包含「從體內變溫暖的方法」，像是按摩小腿以改善血液循環、攝取溫熱身體的食材等，以及「從體外變溫暖的方法」，如泡澡及使用熱水袋等物理方式。尤其第二章收錄許多溫暖身體的祕訣，請選擇自己可做到的方式實踐看看。

食

消除身體不適的祕訣②

攝取均衡飲食

理想的飲食內容，要均衡包含下列三種營養素：肉類、魚類、蛋、豆類等「蛋白質」，植物性與動物性油脂等「脂肪」，以及麵包、白飯、麵類等「醣類」。

不過，現代人的飲食完全偏重醣類。如果你以為「我不吃甜食，所以沒有這個問題」，那就大錯特錯了。不太吃得出甜味的白米、麵類食物中都含有大量醣類。外食的選項一般也都是義大利麵、拉麵、蕎麥麵、烏龍麵等含醣類食物。我們的飲食生活在不知不覺中偏向醣類。首先，請察覺到這一點。

就算血糖值沒問題的人，攝取太多醣類也會造成身體不適，像是精神差、容易疲倦、缺乏注意力、煩躁等。這是由於攝

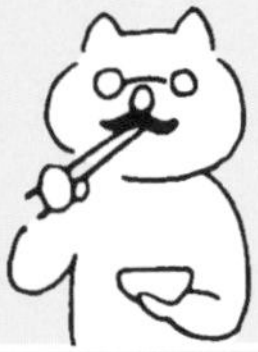

取過多醣類，會導致胰島素過度分泌，造成機能性低血糖症、身體缺乏維生素B群，以及營養不均衡。

不過，如果說要減少主食的攝取量，一定會有人不同意：「日本人的主食是米喔。」但是，從整個歷史來看，日本人以白米為主食其實是近期的事。日本人開始種稻之前的繩文時代還長得多。再者，砂糖過去是奢侈品，也可以說，就是由於戰後砂糖變得便宜，糖尿病患者也隨之增加。

當然，醣類是身體獲得能量來源的優質營養素，甜食也能慰藉疲倦的身心。因此，不是要完全不吃醣類，而是減少攝取過多的部分，以其他營養素補足。除了蛋白質外，也要攝取維生素、礦物質等，以達到營養均衡。攝取不足的營養素，也可以藉由營養補充品來補足。

本書第三章將介紹均衡飲食的祕訣。首先，請減少主食攝取量，以其他食材或營養補充品取代，建立適合自己的飲食生活。

動

消除身體不適的祕訣③

藉由運動讓氣血暢通

運動之所以有益身體，在於活動身體，能讓肌肉運作、促進血液循環。相反的，缺乏運動，會因為血流阻滯而造成體寒。

不過，光是活動身體某些部位，並無法改善全身的不舒服。事實上，反覆做同樣的運動，也是造成身體不適與疼痛的原因。

一直反覆做同樣動作，血液就只會流向身體同一個部位。雖然那個特定部位的血液循環的確能變好，但卻無助於其他部位的血流狀況，還是無法改善血流阻滯的問題。如同「溫」「食」兩點的說明也提到的，運動的重點是不能只活動某個部位。一直光吃某一種食材，並不會因此變得健康，同理可證，運動也是，只運動特定部位，也不會改善全身的血液循環。因此，**重點是要嘗試各種動作，加入和平常不一樣的活動方式。**

比如健行時，可以試著選凹凸不平的路走，而非平坦的路。走山路的同時，我們身體的肌肉會配合地面的起伏取得平衡。上班時，也可以提前一站下車走去公司。或者，如果昨天是做上半身的伸展運動，今天就做下半身的伸展，不要總是循同樣模式，而是換個角度，就能活動到整個身體，讓血液流向平常血流停滯的部位。而且，也能藉此察覺到自己之前沒有意識到的使用身體的方式、習慣及偏差。

本書第四章會介紹從各種角度活動身體的有益方式，每一種都能即知即行。請在平常的生活和工作間，固定加上體操活動。

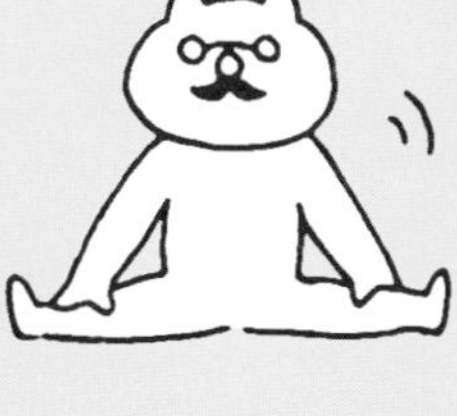

想

消除身體不適的祕訣④

讓停滯的心靈流動

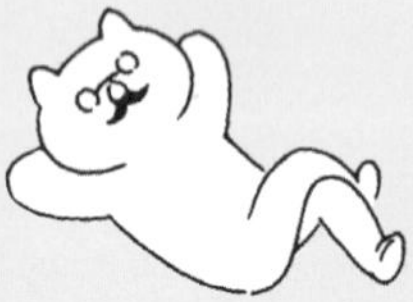

注意保暖、攝取均衡飲食、多多運動，前面所介紹的「溫、食、動」這三點，每一點都很重要。

而這三者的基礎為「想」，也就是思考及用心感受。說「想」是人類生存的原動力也不為過。就算身體再怎麼健康，如果總是累積過多壓力，或是對某些事物太過執著，身體遲早會出問題。事實上，情緒煩躁或吵架，會讓交感神經更亢奮，刺激腎上腺素分泌，導致血液容易凝固，血液循環變差，身體易出現不適。所以，不光是要注意身體，也要留意自己的心，讓心靈得以暢通。

比方說，夫妻、情侶、親子間總是因為相同原因爭吵，工作或人際關係上的煩惱也總是一再重複吧？這類情況所累積的煩躁和壓力，也是造成心靈阻塞的原因之一。

為避免這種情況，首先要察覺到自己原地打轉的思考模式、打破循環。只要意識到「再這樣下去，就會演變成吵架」，那就先離開現場。如果覺得某個場合就是會發生問題，就拒絕邀約。也就是說，重點是自己要從那個情境抽離。

另外，要是有先入為主的想法，就會總是得到同樣的結論。請不要輕易下結論，偶爾也試著以不同方式思考。因為，我們的思考常意外地有所偏誤。

第五章會介紹修正思考偏誤，讓心靈流動的各種祕訣，請一定要試試看。

光是在心裡期許自己變得健康，什麼都不會改變，你要不要試著從做得到的事情開始著手？從喜歡的方法開始施行也可以，實踐後，請傾聽身體與心靈的喜悅，或許你會覺得世界變得不一樣了。更重要的是，或許你能遇見嶄新的自我。

第1章

盡量養成習慣的十個健康祕訣

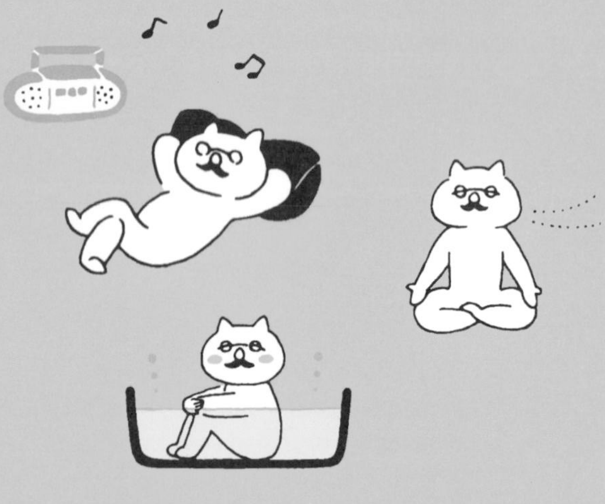

「邁向健康
到底要從什麼事開始做起？」
本章為了對此感到疑惑的你，
精選出十個健康祕訣。
請先從其中找出感興趣的祕訣，
持續執行。

24小時、每一天，都要保持身體溫暖

體寒　免疫力差　減肥　美肌　水腫　生理期問題　自律神經失調

有益身體的理由

- 體溫升高，免疫力也會跟著提升，擁有不易生病的體質。
- 內臟溫度升高，能提升基礎代謝，減輕手腳冰冷的問題，變成瘦子體質。
- 血液循環變好，氣色就變得好看。

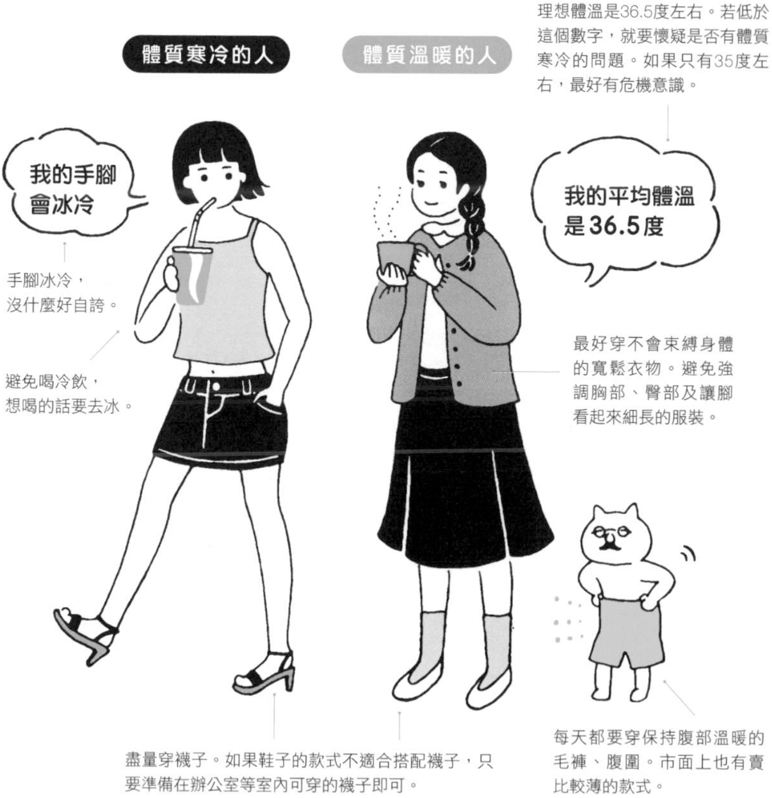
體質寒冷的人
體質溫暖的人
理想體溫是36.5度左右。若低於這個數字，就要懷疑是否有體質寒冷的問題。如果只有35度左右，最好有危機意識。
我的手腳會冰冷
我的平均體溫是36.5度
手腳冰冷，沒什麼好自誇。
避免喝冷飲，想喝的話要去冰。
最好穿不會束縛身體的寬鬆衣物。避免強調胸部、臀部及讓腳看起來細長的服裝。
盡量穿襪子。如果鞋子的款式不適合搭配襪子，只要準備在辦公室等室內可穿的襪子即可。
每天都要穿保持腹部溫暖的毛褲、腹圍。市面上也有賣比較薄的款式。

血液循環變差，是造成體質寒冷的第一步

「體寒」是由於身體的能量不足或肌肉較少，導致體內無法產生熱能，或是負責運送熱能的血液不夠暢通所造成。此外，自律神經或荷爾蒙失調也是原因之一。

中醫認為「體寒是萬病之源」，身體寒冷則新陳代謝和免疫力都會變差，也可能導致疾病。對有婦女病的女性來說更是大敵。有人可能會覺得，不過就是手腳冰冷罷了，但這其實是很可怕的狀態。

另外，也不要小看夏天的冷氣。不只是冬天寒冷時要注意保暖，夏天也要確實留意。

注意腳底的保暖

心臟所在的上半身和腳底的溫度，差了有六度左右。上半身如果是三十六度，腳底就約是三十度。腿部比我們所想像的更容易受寒。即使是夏天，待在室內時也要穿襪子。

泡15分鐘三十八～四十度的半身浴

體寒　排毒　水腫　減肥　放鬆　慢性疲勞　失眠　美肌

有益身體的理由

- 流汗有助血液暢通，**排出多餘的水分和毒素。**
- 充分溫暖身體，能使副交感神經增強作用，**讓身心放鬆，有個好眠。**

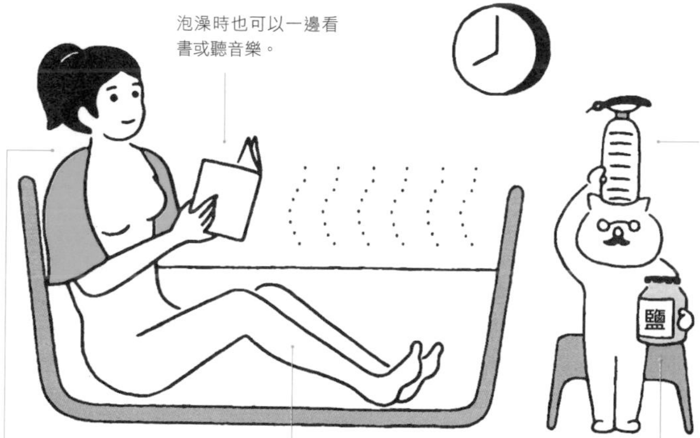
為了讓身體慢慢排汗，泡半身浴的時間至少要在15分鐘以上。不過，當然不用勉強。
泡澡時也可以一邊看書或聽音樂。
邊喝水邊泡澡，以避免脫水。
鹽
覺得上半身有點冷，可在肩膀上披條毛巾。
泡澡時順便按摩一下小腿（P.36），可更快消除水腫。
泡澡水中加入天然鹽，能提高排汗效果。滴入3～5滴芳療用精油，也有放鬆效果。

泡半身浴的效果和做護膚保養一樣

比起全身泡澡，用溫水泡半身浴效果更好，因為半身浴不會對心臟造成負擔，能泡比較久。另外，泡熱水會強化交感神經的運作，使放鬆效果打折。長時間泡在三十八～四十度的溫水中，溫熱的血液才能流遍全身，讓身體從體內到末梢都溫暖起來。

再者，泡澡時間拉長，能讓毛細孔打開，將多餘的脂肪和老廢物質連同汗水一起排出，內臟和皮膚的狀況都會因此變好。

如果想進一步提升效果的話

希望更明顯感受半身浴的效果時，可以蓋上浴缸蓋，只露出臉，加強排汗效果。這樣會有種在做三溫暖的感覺。

在泡澡水中加入一把天然鹽，也能促進排汗，延續保溫效果。

乾性皮膚　敏感性皮膚　皮膚粗糙

不使用沐浴乳

有益身體的理由

- 沐浴乳和肥皂，會帶走皮膚所需的皮脂。事實上，**光用溫水就能洗去很多汙垢。**
- 不揉搓皮膚，就不會破壞它本身具有的保護功能。如此能防止乾燥，**皮膚狀況也會變好。**

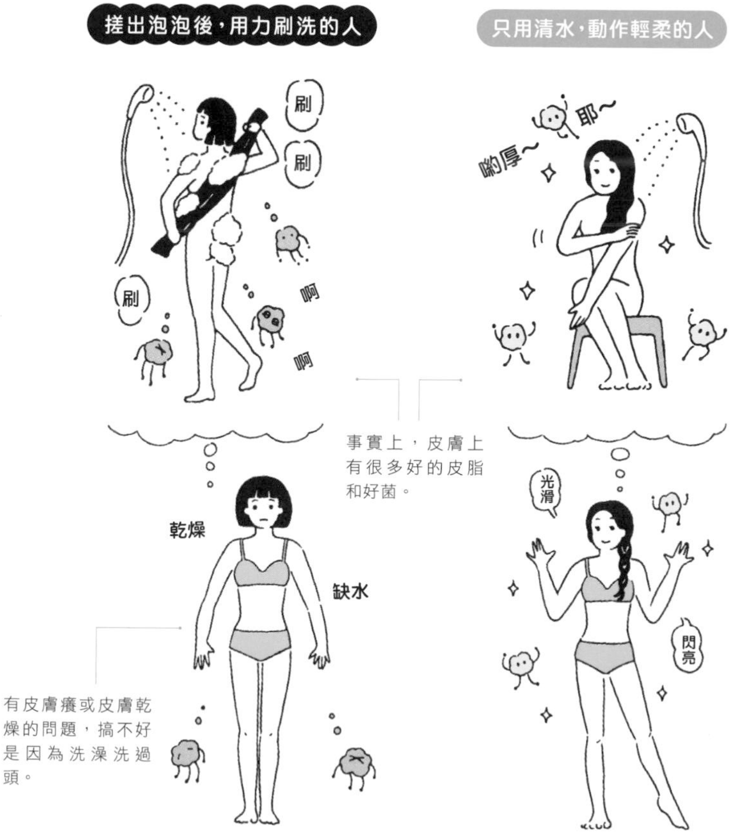
搓出泡泡後，用力刷洗的人
刷
刷
刷
啊
啊
乾燥
缺水
有皮膚癢或皮膚乾燥的問題，搞不好是因為洗澡洗過頭。
只用清水，動作輕柔的人
耶～
喲厚～
事實上，皮膚上有很多好的皮脂和好菌。
光滑
閃亮

過度清洗會導致皮膚變差

皮膚表面原本就有好菌所形成的酸性保護膜，能保護肌膚。不過，使用沐浴乳並用力刷洗，反而會導致必要的好菌流失。如此一來，皮膚的防禦功能會變差，變得乾燥粗糙。

皮膚上的髒汙，就算沒有每次洗澡時都刻意清洗也沒關係。其實光是泡澡時輕撫皮膚，就能洗去大部分的汙垢。

不過，洗澡時最好是盆浴而非淋浴。

使用沐浴乳要搓揉出泡泡

雖然用清水洗澡就可以，但在容易流汗、體味比較重的季節，還是會很想使用沐浴乳。尤其是想好好清潔耳後、頸後、腋下及私密處。

這時候可使用沐浴乳，但要充分搓揉出泡泡，以泡泡輕柔清洗身體。使用起泡網就能簡單搓揉出泡泡。

限制醣類 減肥 慢性疲勞 注意力不集中 排毒 心浮氣躁

減少白飯、麵包等主食的攝取量

有益身體的理由

- 少吃一點主食，就能減少醣類的攝取量，抑制胰島素分泌，讓感覺沉重倦怠的身體變得輕盈。
- 血糖值穩定，飯後就不會昏昏欲睡。吃完午餐後想睡的人，或許是攝取了過多醣類。
- 體內的醣類含量變少，也就容易燃燒體脂肪，可以試著用方糖的數量來考量飲食內容。

一些主食的醣類含量

※1顆方糖以4公克計

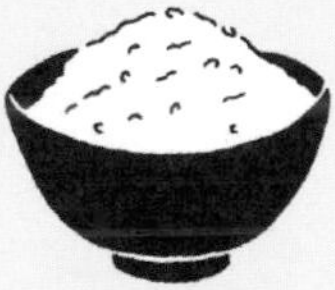

【 白米 】
1碗 150公克
醣類 55.1公克
方糖 約14顆

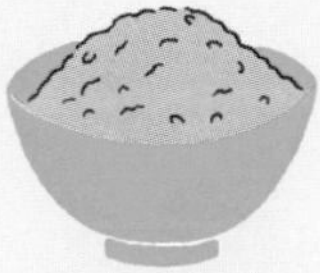

【 糙米 】
1碗 150公克
醣類 53.9公克
方糖 約13顆

【 吐司 】
1片 60公克
醣類 26.6公克
方糖 約7顆

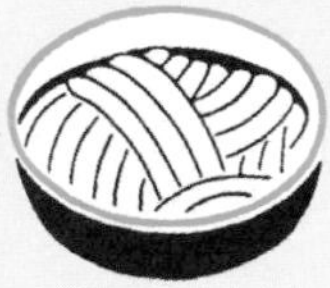

【 清湯烏龍麵 】
麵條 250公克
醣類 58.5公克
方糖 約15顆

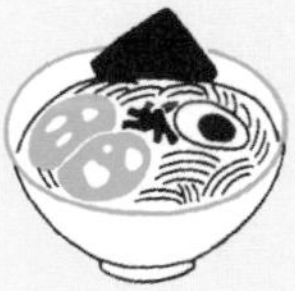

【 醬油拉麵 】
麵條 230公克
醣類 69.7公克
方糖 約17顆

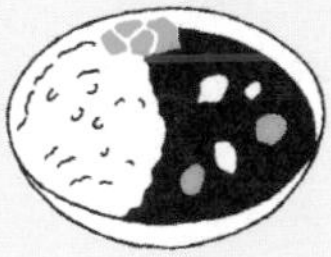

【 咖哩飯 】
白飯 230公克
醣類 108公克
方糖 約27顆

我們喝咖啡或紅茶時如果要加方糖，頂多也就2顆吧。雖然吃一份主食幾乎等於吃下10顆方糖，這件事或許令人難以置信，但很多主食的醣類含量就是這麼高。

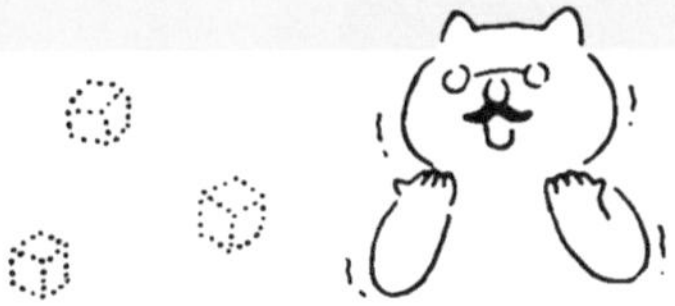

醣類其實是造成倦怠和睏意的原因

不是只有甜食含有醣類，像白飯、麵包等主食也有。

身體為了將我們所攝取的醣類（血糖）以能量的形式儲存，胰臟會分泌胰島素這個荷爾蒙。不過，身體若攝取過多醣類，就會造成胰臟的負擔、胰島素過度分泌，導致血糖值下降，這也是想睡或疲倦的原因之一。

常有人說：「疲倦時會想吃甜的。」沒錯，吃完甜食，血糖值會暫時上升，提振精神，但勉強提升血糖值，有時會讓血糖值反而降得更低，這稱作機能性低血糖症。血糖值降低後，又會形成讓人更想攝取醣類、情緒煩躁的惡性循環。

減少醣類攝取量，身體就會燃燒脂肪產生熱量，所以也有減肥效果。比起食物的熱量，更應該要注意醣類的含量。

慢性疲勞　皮膚粗糙　心浮氣躁　骨質疏鬆症

攝取綜合維生素及礦物質的營養補充品

有益身體的理由

- 「渾身無力」「皮膚粗糙」「疲憊」等不適症狀也可能起因於身體缺乏維生素。
- 「血量不足」「骨頭和牙齒變得脆弱」「心浮氣躁」，是身體缺乏礦物質的徵兆。
- 維生素和礦物質都無法在體內生成，要有意識地攝取食物和營養補充品。

一開始 攝取營養補充品的方式

沒吃過營養補充品的人可從「綜合維生素及礦物質」開始

主要是服用「綜合維生素及礦物質」，然後，想改善皮膚斑點的人就再多加個「維生素C」，想提高抗氧化作用就加上「Q10」，有味覺障礙就加上「鋅」……以此類推。

配水服用

原則上，是配一杯開水服用。水能刺激胃，將養分迅速送至腸道。不可以配茶或咖啡，以免妨礙營養素吸收。

飯後30分鐘內吃

讓身體同時吸收食物和營養補充品，比較有效率。空腹吃，也可能造成胃的負擔。

先試一個月

很多營養補充品不會立即見效，可先吃一個月看看。如果連吃兩、三個月都沒什麼感覺，就改吃其他種。

懷孕、正接受治療及服藥的人要先諮詢醫師

有些營養補充品可能會影響這些人的身體狀態，再者，也可能與正在服用的藥相衝突。

保存於陰涼處

保存時，要密封好放陰涼處。由於是吃進體內的東西，要盡量避免放在高溫潮濕、直接曬到陽光的地方。

兒童該怎麼吃，應詢問醫師

兒童吃成人的營養補充品，可能會有攝取過量的問題。請避免隨意服用，先諮詢醫師。

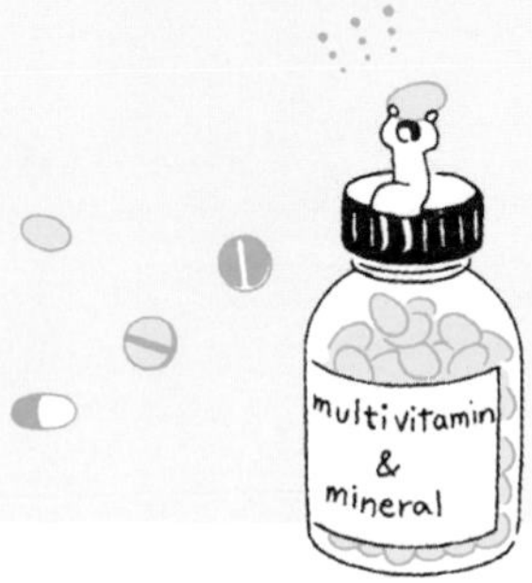

維生素和礦物質是非常重要的營養素

現代人都有維生素及礦物質長期不足的問題。這是由於飲食生活變得歐美化，再者，所吃的蔬菜也不一定是當季的。據說，當季蔬菜所含的營養素比起非當季高了兩到三倍，所以要有意識地食用當季蔬菜。

維生素是身體活動所需的重要營養素，擔負著能將脂肪、醣類、蛋白質轉化為能量的任務。

礦物質指的是鐵、鈣、鋅、銅等，能調節身體狀態。比方說，缺鐵會導致貧血，鈣質不足則會造成骨質脆弱。

不過，維生素和礦物質無法在體內生成，必須確實透過食物或營養補充品來攝取。

「綜合維生素及礦物質」也有基礎營養補充品之稱，是最基本的營養補充品，請一定要固定服用。

按摩小腿

體寒 水腫 排毒 美肌 免疫力差

有益身體的理由

- 小腿有第二個心臟之稱，是將血液送回心臟的重要幫浦。按摩小腿，血液就能流遍全身。
- 能排出老廢物質和水分，消除水腫，皮膚狀態也會變好。

按摩小腿的方式

① 從小腿外側往上拉

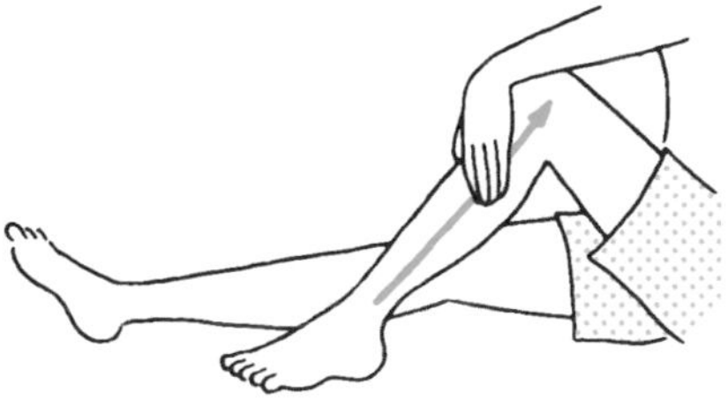

單手握左腳踝。扣住小腿外側的四根手指使力往上拉到膝蓋的位置。

② 從小腿內側往上拉

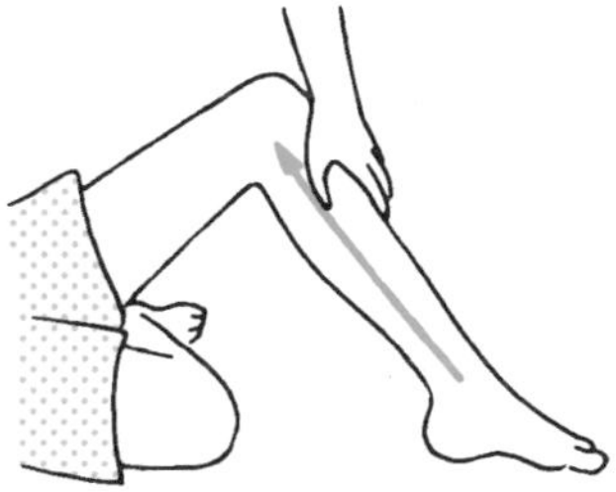

和步驟①一樣，單手握左腳踝，這次換成扣住小腿內側的拇指使力往上拉到膝蓋的位置。

③ 從小腿正面往上拉

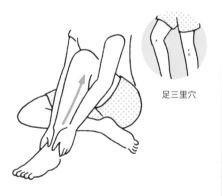

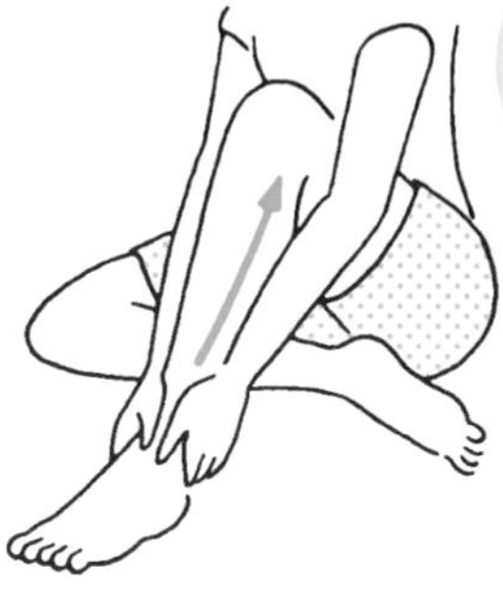

足三里穴

兩手握住左腳踝，扣住小腿正面的兩手拇指使力，往上拉到足三里穴的位置，並按壓幾次。

④ 從小腿背面往上拉

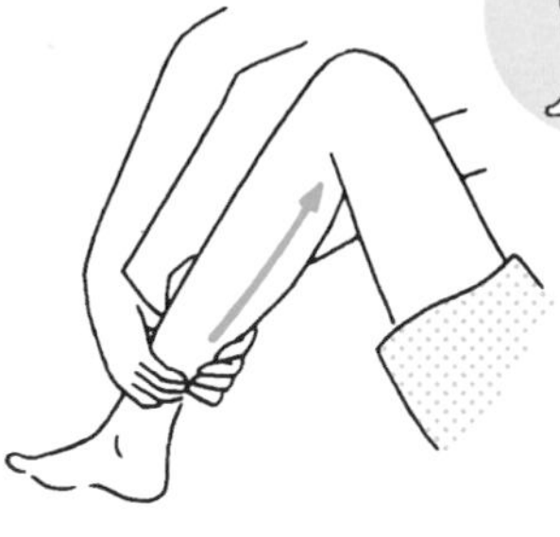

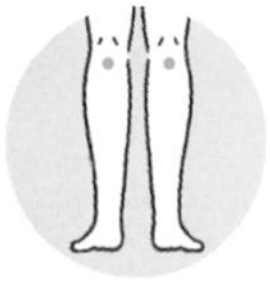

委中穴

和步驟③一樣，兩手握住左腳踝，這次換成扣住小腿背面的雙手的四根手指頭用力，往上拉到委中穴的位置，並按壓幾次。

右腳也重複相同步驟。雙腳各做三次。

心浮氣躁　注意力不集中　容易焦躁慌亂

每天都要撥出一段時間遠離3C產品

有益身體的理由

- 沒收到別人回覆的E-mail或簡訊，也不會心浮氣躁、坐立難安。
- 實際遠離這些產品，能集中注意力在其他事物上。
- 不會隨著資訊起舞，能保持從容。

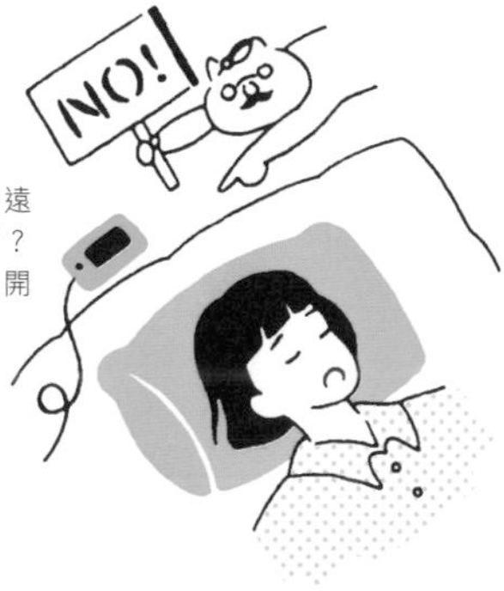

至少睡覺時遠離一下如何？這樣也能避開電磁波。

手機不要放在床邊充電

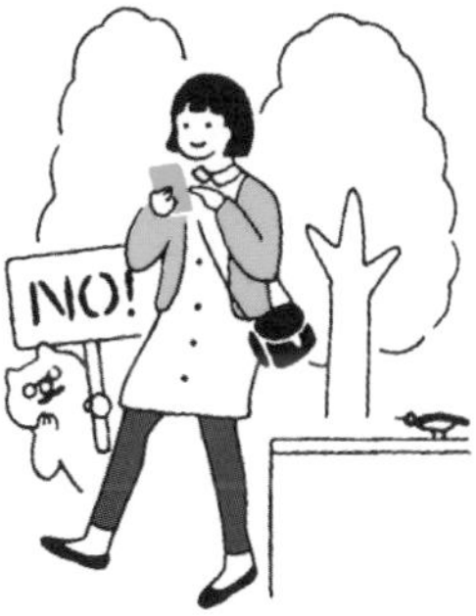

放假時，能悠閒地享受在出遊地的偶遇及突發狀況。

放假時不帶手機出遊

不會產生「資訊焦慮症」的祕訣

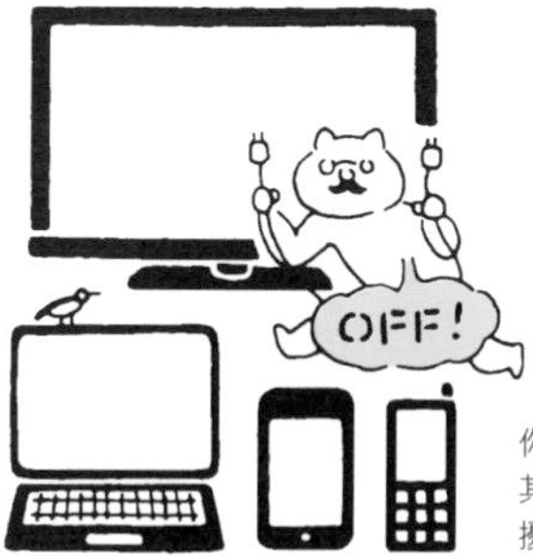

每天決定一個關機時間

你會發現就算關機，其實也不會有什麼困擾。也可以試著限制上網和逛社群媒體的時間。

或者什麼都不做，眺望車窗外的景色也不錯。

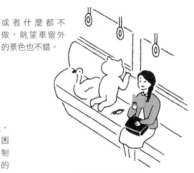

搭捷運時試著看書

現代人在不知不覺中被資訊淹沒

有數據顯示：「日本人每天平均花七小時在手機和電腦上。」長時間透過電視和網路接收資訊，靠自己決定的決斷力及思考能力都會鈍化，也會有只想知道結論的傾向。

請在日常生活中刻意拉開和3C產品的距離，要是你因此感覺自己落伍，或是覺得孤單，那就證明你有資訊焦慮症。請更重視自己的直覺，傾聽內在的聲音。

注意力一旦分散，不會馬上集中

正在做的事一旦中斷，要重新開始，需要花大約二十五分鐘才能集中注意力。也就是說，頻繁確認社群媒體或E-mail，會分散注意力。遠離3C一段時間，或許你的工作或家事可以進行得更有效率。

食慾不振 感受到壓力 精神不振

跟其他人一起享受用餐時光

有益身體的理由

- 用餐時心情愉快，食物會變得更美味。
- 能得到放鬆，抒解壓力。
- 「真好吃」「真開心」的感覺能讓人得到滿足感。

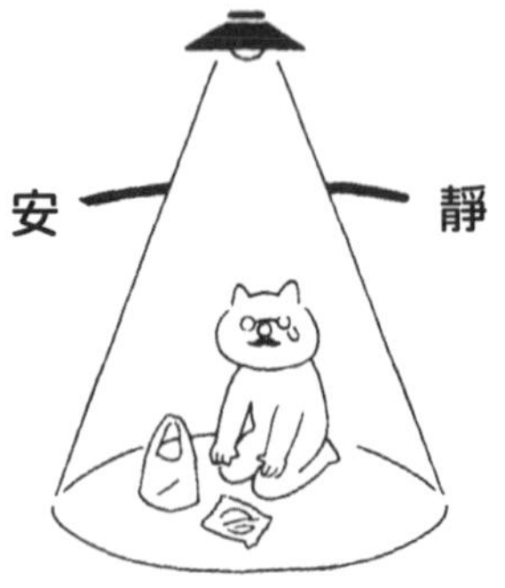

只要擺上花或植物做裝飾，
餐桌也會華麗起來。

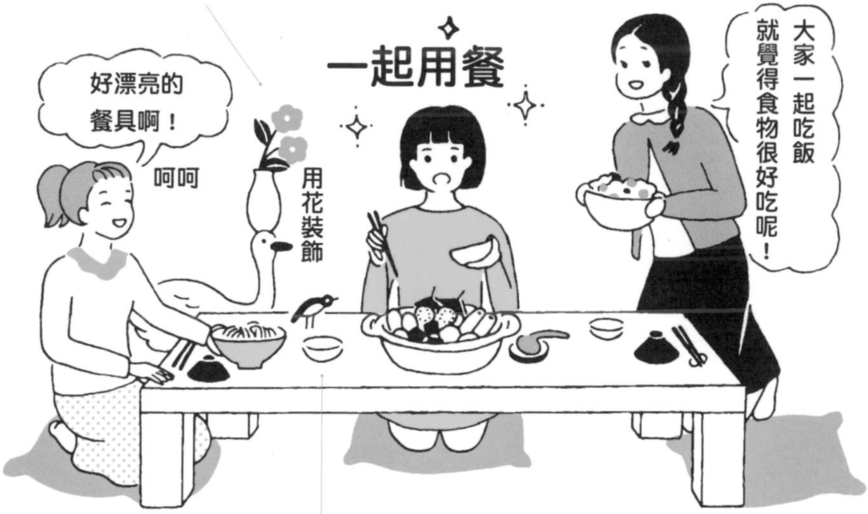
一起用餐
好漂亮的餐具啊！
呵呵
用花裝飾
大家一起吃飯
就覺得食物很好吃呢！

用新盤子或漂亮的玻璃器皿盛裝，
能提高用餐興致。

和其他人一起享用美食是種幸福

吃飯不僅僅是為了補充人體所需營養，也是生活中的樂趣之一。你都是在什麼情境下用餐呢？

也有數據顯示，愈是經常一個人吃飯的人，愈容易有失眠、憂鬱等壓力所造成的症狀。雖然，一個人吃飯不一定對健康有負面影響，但很容易因為覺得麻煩而不吃，或是隨便吃吃，草草打發。和其他人一起熱熱鬧鬧地吃飯，就會花比較多時間享用美食，這種用餐方式對身心健康都比較有益。

一個人吃飯時

就算是一個人吃飯，也不要用速食簡單果腹，而是以喜歡的食材烹煮餐點，慢慢品嘗滋味，盡可能愉快地享受用餐時光。

緊張　不安　憂鬱　感受到壓力　自律神經失調

有意識地呼吸

有益身體的理由

- 有意識地呼吸，能讓呼吸的速度慢下來，強化副交感神經的作用，消除緊張與不安。
- 能控制自律神經，減輕壓力。
- 對自己的身體狀況會變得敏銳，提高身體的自癒力。

鼻子呼吸法

① 坐在椅子上

身處擁擠的捷運車廂內等無法坐下時，站著也可以。

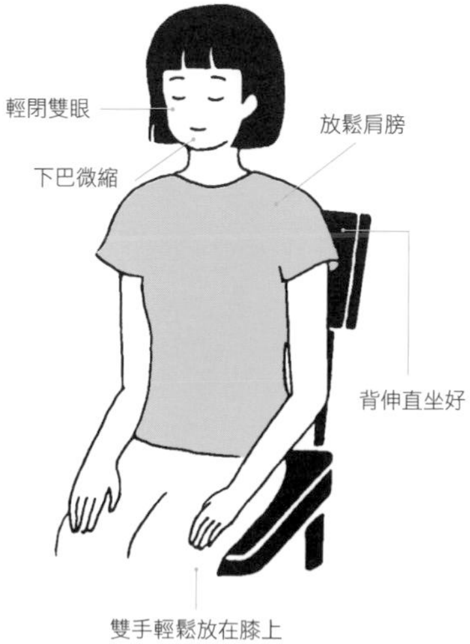
輕閉雙眼
下巴微縮
放鬆肩膀
背伸直坐好
雙手輕鬆放在膝上

② 從鼻子吸氣、鼻子吐氣

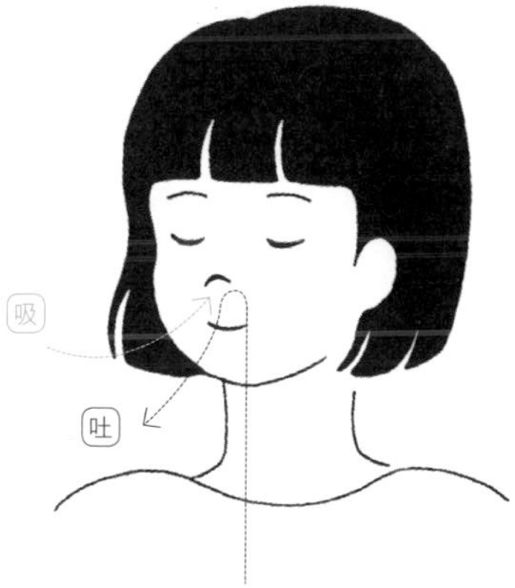
吸
吐

POINT

慢慢地、心情愉快地感受每一個呼吸。首先連續做3分鐘。

以正念調整心理

任何人都有心浮氣躁和緊張的時候。不過，這種狀態一直持續，就會演變成多餘的壓力。要調整紊亂的心思，最好的方式就是專心呼吸。這是稱為正念（mindfulness）的一種冥想法。這個心理訓練方法，也能用於恐慌症及憂鬱症等的治療。

人一緊張，交感神經就會受到刺激，呼吸變淺。因此，可藉由從鼻子慢慢吸氣、慢慢吐氣的方式，增強副交感神經的作用，讓身心安定下來。

隨時隨地都能做

這個呼吸法的優點，是任何時間地點都能做。覺得心浮氣躁或緊張時，就請專心呼吸吧。就算不對自己喊話：「我要加油啊！」光是有意識地呼吸，自然就能調整心理狀態。呼吸時，也可以一邊想像正在實況轉播自己呼吸的畫面。

慢性疲勞　感受到壓力　失眠

睡眠品質比睡眠時數重要

有益身體的理由

● 就寢前放鬆，增強副交感神經的作用，就能擁有優質睡眠。睡前要避免會增強交感神經作用的電視和網路。

● 能讓肌膚變年輕的生長激素，是在晚上十點到凌晨兩點分泌，這段時間要處於睡眠狀態中。

睡前的放鬆方法

每天持續做，變成睡前的習慣，
如此一來，只要一做這些事，身體就知道「接下來就要睡覺了」，能很快入睡。

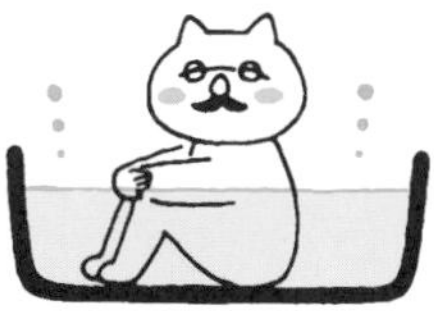

泡半身浴
以38～40度的溫水泡半身浴，讓身體從內溫暖起來，身心得以放鬆。

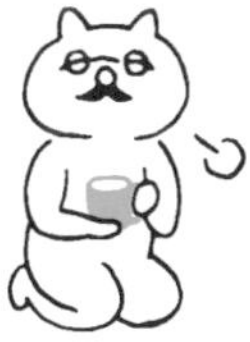

喝杯熱牛奶
不含咖啡因等刺激物質的熱牛奶可舒緩情緒，幫助入眠。酒精則會導致淺眠，要避免。

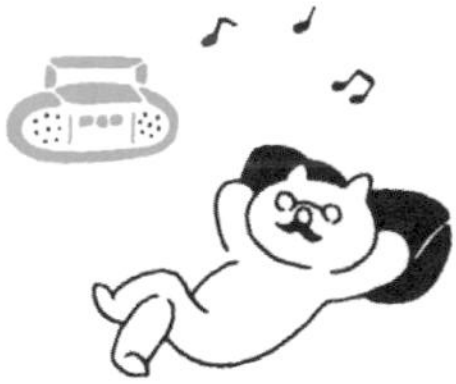

聽柔和的音樂
聆聽古典音樂或療癒音樂等讓情緒平靜的音樂，會讓腦部釋放α波，身心放鬆。

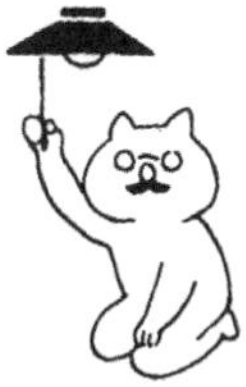

光線調暗
明亮的光線會刺激大腦，所以睡前要使用暖色燈或是把燈光調暗一點。

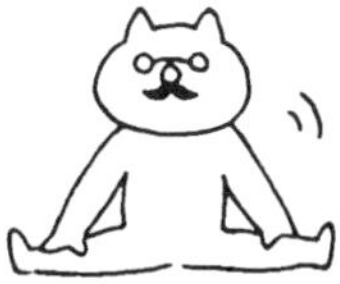

做點伸展
做點能鬆開身體的伸展運動，可緩和緊張情緒。激烈運動反而會使大腦清醒，要避免。

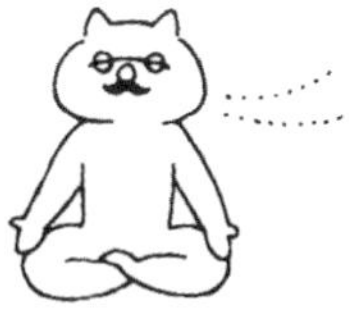

呼吸和冥想
呼吸和冥想能放鬆身心。吐氣時，氣最好拉長。

不是有睡就好

你每天平均睡幾小時？根據美國和英國進行的某項睡眠調查顯示，睡不滿六小時的人，中風及心臟病發作的風險幾乎是一般人的兩倍。

這項調查雖然得出最好睡滿六～八小時的結論，但睡眠品質也很重要。就算睡滿六小時，但睡得很淺，還是無法消除疲勞，還不如熟睡四小時來得好。並不是只要有睡就好。

睡前做什麼很重要

睡眠的質比量更重要。為了能深沉熟睡，睡前必須放鬆身心，增強副交感神經的作用。

為此，睡前請不要開電腦，可泡個半身浴溫暖身體、喝杯熱牛奶、聽音樂等，做一些能讓自己放鬆的事，以擁有優質睡眠。

第2章

溫

讓身體溫暖的健康祕訣

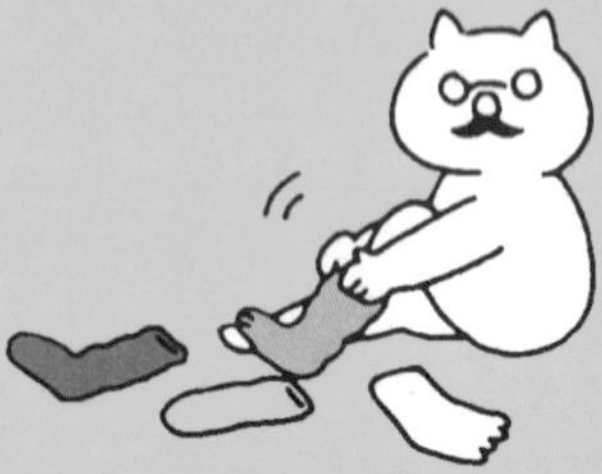

要擁有健康身體，
第一步從排寒開始。
光是讓身體溫暖起來，
困擾你多年的不適症狀或許就能獲得改善，
這不是很棒嗎？
本章收集了許多
馬上就可照著做的溫暖身體祕訣，
現在開始你的排寒生活吧。

要意識到自己有體寒的問題

有益身體的理由

- 很多人明明有體寒的問題，卻毫無自覺，認識體寒，是改善體質的第一步。
- 不只是手腳冰冷的人才有體寒的問題，內臟冰冷的「隱形體寒」正快速增加中。

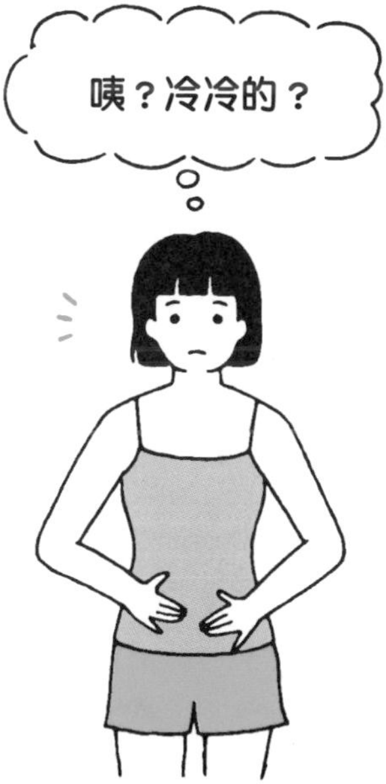

檢 查 表

確認自己有無隱形體寒

- ☐ 腹部摸起來冷冷的
- ☐ 雙頰經常灼熱，或是頭部充血發脹
- ☐ 腸胃不好
- ☐ 常喝冷飲
- ☐ 體溫約在35℃上下
- ☐ 不泡澡，只淋浴
- ☐ 有肩膀僵硬的問題

只要有一項符合，就可能有體寒的問題。請改善血液循環以祛寒。

隱形體寒會導致內臟疾病

「我手腳不會冰冷，所以沒有體寒的問題」。如果你這麼認為，或許就錯了。請摸摸腹部，如果摸起來比身體其他部位的皮膚冷，就證明你是「隱形體寒」。你的腹部，也就是內臟是冷的。

沒有自覺，就不會採取行動祛寒，因此造成內臟功能變差，導致腸胃炎、膀胱炎，或生理期問題等婦女病。

臉部灼熱是體寒的警報

要是臉部一直有灼熱感，或許是因為身體正努力想驅使血液流通，以溫暖血液到達不了的腳尖。事實上，頭腦充血發脹，以及腳冷頭熱，都是體寒的症狀，都必須藉由溫暖腹部、泡腳或按摩，以改善血液循環。

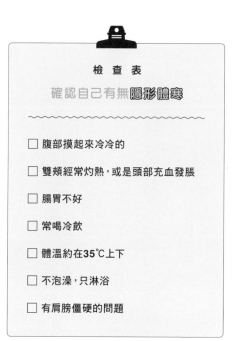

慢慢喝溫開水

體寒　排毒　腸胃不適　免疫力差　減肥　宿醉

有益身體的理由

- 內臟溫度提高的話，基礎代謝也會提升，因此能改善體寒問題，變成易瘦體質。
- 和體溫相近的溫開水，比冷開水不易造成腸胃負擔，容易吸收。能將體內的毒素隨著汗、尿、糞便排出體外。

用微波爐簡單做溫開水

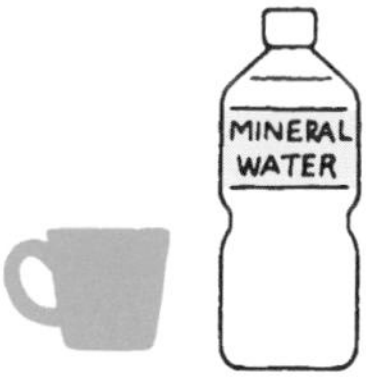

① 將礦泉水倒入耐熱的馬克杯中。

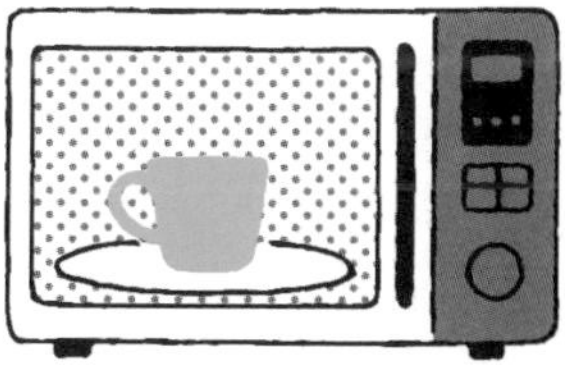

② 放入微波爐，以500W功率加熱1分半鐘。

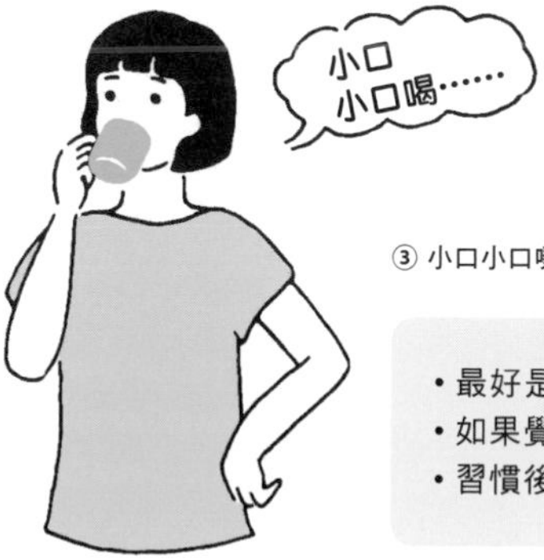

③ 小口小口啜飲，花10分鐘喝完。

- 最好是早上一起床就先喝。
- 如果覺得身體比平常冷，可以稍微調高水溫。
- 習慣後，會慢慢覺得喝起來有甜味。

也具有減肥效果的優質飲品

溫開水指的是煮沸一次後，放涼至適溫的開水，大約是四十~五十度。

可能的話，最好是將平常喝的所有飲料都換成溫開水，不過，總之先試著在早上起床後花十分鐘慢慢喝下溫開水吧。

必須注意的是，早上腸胃較寒，消化能力差，如果一口氣喝下開水，會沖淡胃液，反而有礙消化。

喝習慣後會發現，溫開水喝起來的味道會因身體狀況不同。請先持續喝一段時間看看。

一天的攝取量最好是七~八百毫升

溫水有益健康的概念，最初是來自印度的傳統醫學阿育吠陀療法。但這療法也認為，攝取過量會造成腎臟的負擔，一天最好以七~八百毫升為標準。

穿五趾襪

體寒　腳底濕悶　水腫　排毒　身體歪斜

有益身體的理由

- 藉著溫暖每根腳趾，讓血液循環變好，改善腳尖冰冷的狀態。
- 能吸收腳趾間的汗水，不讓濕氣悶著，也能避免腳臭、預防香港腳。
- 尤其絲質五趾襪的吸濕性是棉質的一・五倍，排毒效果也比較好。

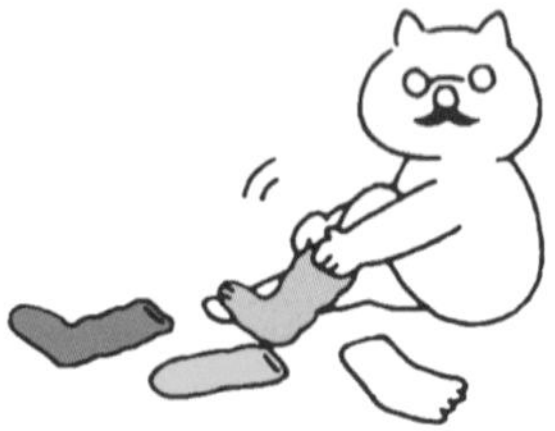

預防體寒的多層穿襪法

① 絲質五趾襪　② 棉質五趾襪　③ 一般絲質襪子　④ 一般棉質襪子

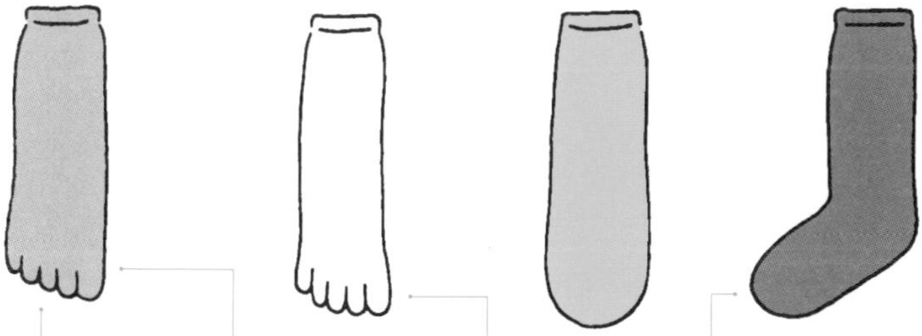

身體排毒的過程會讓絲融化，因此這一層的絲質襪子很容易破掉。

市面上也有只包住腳趾甲的五趾襪，冬天可穿在褲襪下，很方便，穿靴子時，鞋內也不會有濕悶感。

棉襪可吸收毒素。夏天也可以穿麻襪，冬天換成羊毛襪。

依①～④的順序逐層穿上。

五趾襪　除了能避免體寒外，也有預防水腫等許多很棒的效果。

五趾襪不只能避免體寒 還有很多其他優點

為改善體寒，夏季在室內還是要穿襪子，以避免腳冷，這是基本原則。尤其是五趾襪，不只能避免手腳冰冷，還有很多其他優點。

穿一般襪子時，腳趾頭在鞋子裡幾乎是形成一體；但如果是穿五趾襪，腳趾就會根根分明，容易使力，走路姿勢也會比較好看。

再者，五趾襪能吸收腳趾間滲出的汗水，就算穿一整天都很乾爽，也比較不會有臭味。

絲質五趾襪效果絕佳

尤其值得推薦的是絲質五趾襪。絲的蛋白質和形成人體皮膚及肌肉的成分相似，觸感好，穿起來很舒服。單穿也可以，但如果穿個幾層，更能感受到改善體寒及排毒的效果。一天結束時，腿部的疲勞感也會和過去不同。

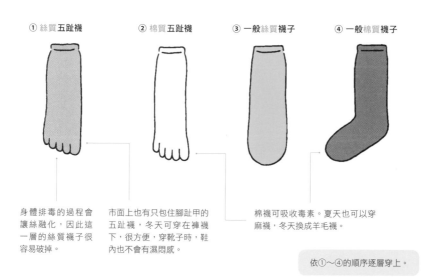

體寒 排毒 皮膚粗糙 敏感性皮膚 過敏

穿棉質或絲質的內衣褲

有益身體的理由

- 棉、絲等天然材質的內衣褲對肌膚比較溫和，也能保暖。
- 絲所含的蛋白質與人體皮膚組織相近，因此不會造成肌膚負擔，也有很好的排毒效果。
- 化學纖維（尼龍、聚脂纖維）容易磨擦皮膚，造成皮膚粗糙或過敏。

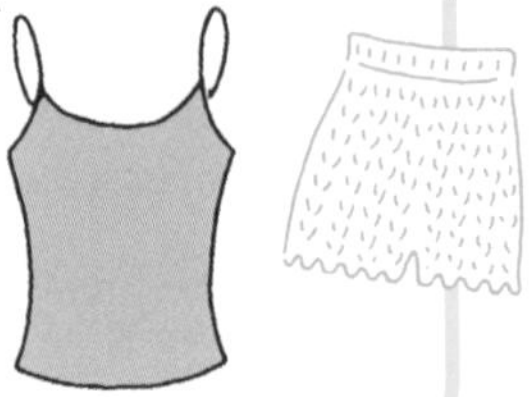

直接接觸肌膚的內衣褲先選用「天然材質」

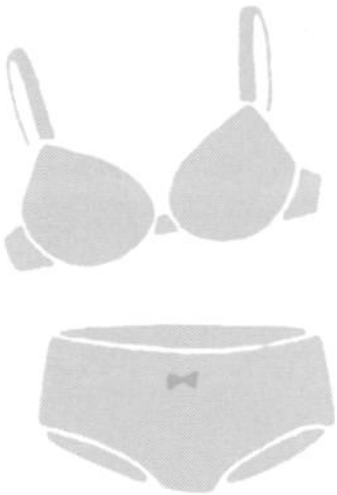

皮膚如果因為內衣褲的鬆緊帶或標籤而發炎，請確認其材質。現在也有很多使用天然材質的內衣褲設計得很漂亮。

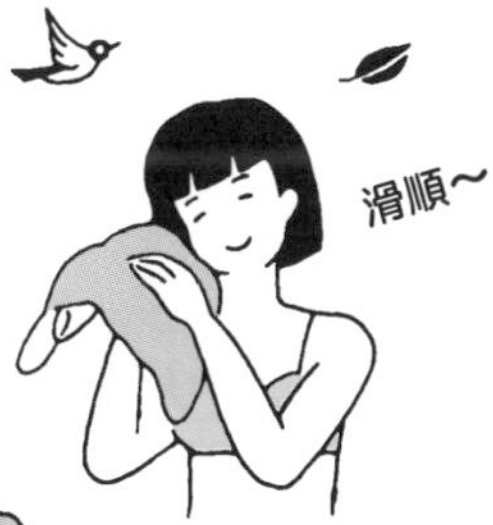

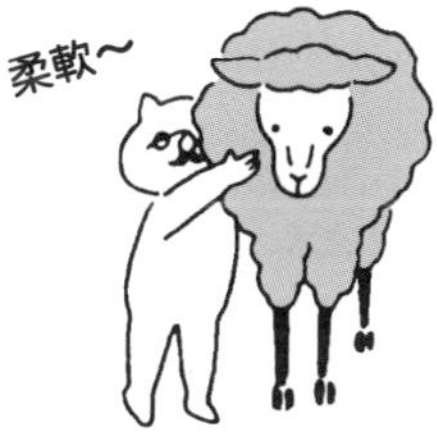

絲

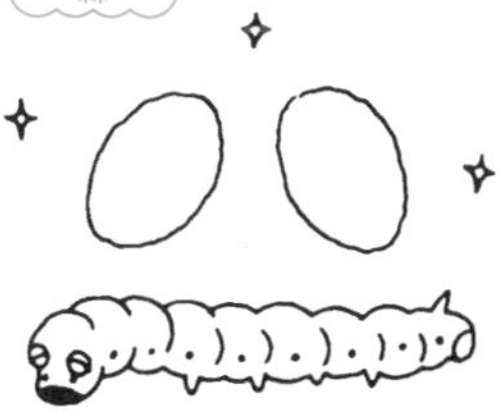

絲有很好的保暖性及吸濕性，也有除菌防臭的效果。就算流汗，還是能保持乾爽。

羊毛

羊毛有絕佳的保濕效果，也很透氣，是很適合冬季使用的材質。

棉

價格公道的棉質內衣褲很多，不會太傷荷包。市面上也有愈來愈多有機棉的內衣褲。

很適合用於保暖的天然材質

想保持身體溫暖，可以穿棉或絲等天然材質的內衣褲。棉是吸水性及保濕性一流的纖維，只不過，夏天大量流汗後要立刻更換，以免身體變冷。

絲是由和人體皮膚相近的蛋白質構成，所以非常適合用來做內衣褲，一年四季都能穿。

羊毛由於保暖性佳，是冬季很適合穿的材質，可選擇羊毛製的內褲或襪套。

化學纖維內衣褲的缺點

化學纖維衣物雖然有很好的保暖性，但缺點是吸濕性差。穿這種材質的內衣褲雖然能保暖，但一旦流汗，反而會讓身體更冷，必須注意。此外，化學纖維的原料是石油，易產生靜電，也有人認為這會導致血液循環變差。

化纖衣物容易磨擦身體，傷害皮膚，因此敏感性皮膚的人最好避免。

體寒 生理期問題 婦女病 腰痛

覺得冷，可以刺激「命門」「腎俞」「太溪」等穴道

有益身體的理由

- 這幾個穴道有溫暖身體的強大力量，能從體內緩和寒冷。
- 只要將暖暖包貼在穴道的位置，就能輕鬆刺激穴道。

3個讓你跟體寒說掰掰的穴道

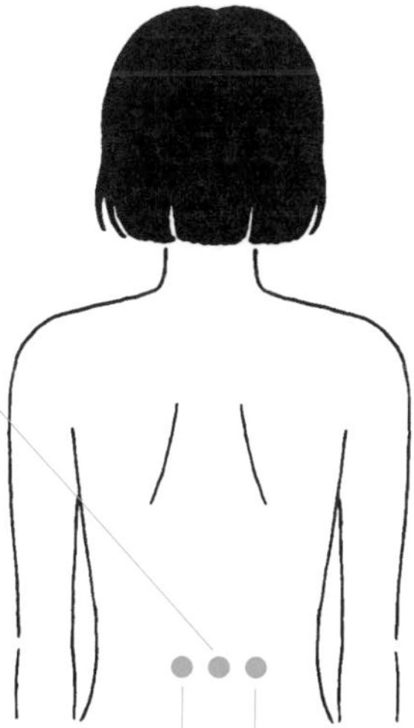

命門穴

位於肚臍後方、脊骨的骨頭之間，對改善體寒及腰痛有效。

腎俞穴

位於命門外側約兩指距離的位置。它能提升掌管生殖功能及泌尿器官的腎功能，是對女性很有幫助的穴道。

POINT
命門穴和腎俞穴正好成一列，因此也可以貼一塊暖暖包在這個位置，同時溫暖三個穴道，讓下半身慢慢溫暖起來。

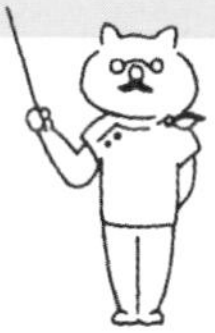

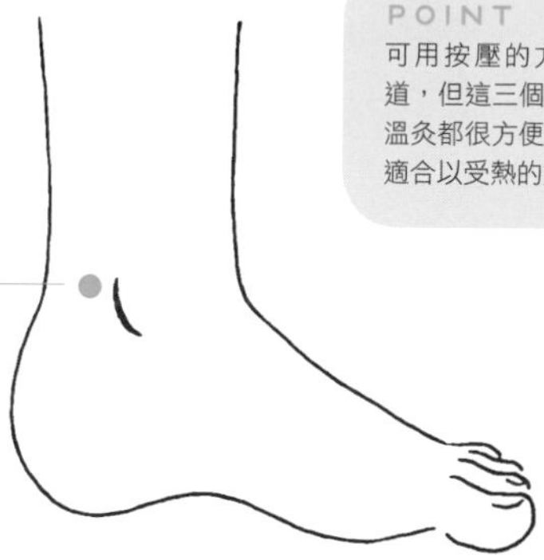

太溪穴

位於腳踝內側骨頭跟阿基里斯腱之間，能提升腎功能，有效改善下半身寒冷。

POINT
可用按壓的方式刺激穴道，但這三個穴道要施以溫灸都很方便，因此也很適合以受熱的方式刺激。

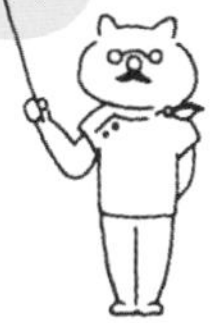

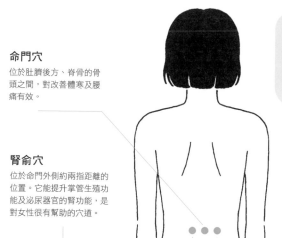

體寒　慢性疲勞　放鬆

以溫灸的方式刺激穴道

有益身體的理由

- 利用高溫的灸法，比起按壓或按摩，更能強烈刺激穴道，因此也有很好的療效。
- 血液循環變好、免疫力提升，身體的自癒力也會比較好。
- 一個人也能做。

來做溫灸吧！

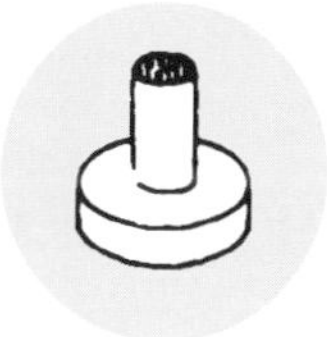

剛開始嘗試溫灸的人，可使用小台座、在台座上放艾草燃燒的「間接灸」，給予穴道溫和的刺激。乾艾草的原料是艾蒿。

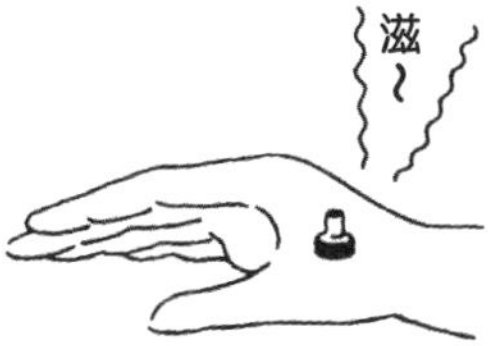
滋～

剛開始嘗試溫灸的人，可以先試試萬能的穴道「合谷穴」。

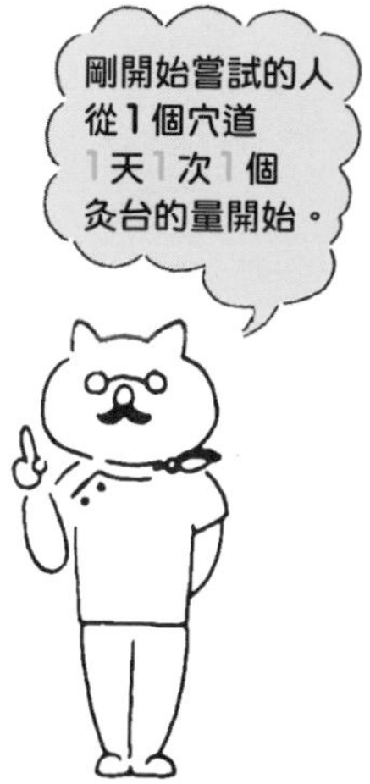
剛開始嘗試的人
從1個穴道
1天1次1個
灸台的量開始。

覺得舒服的話，再慢慢增加灸量。

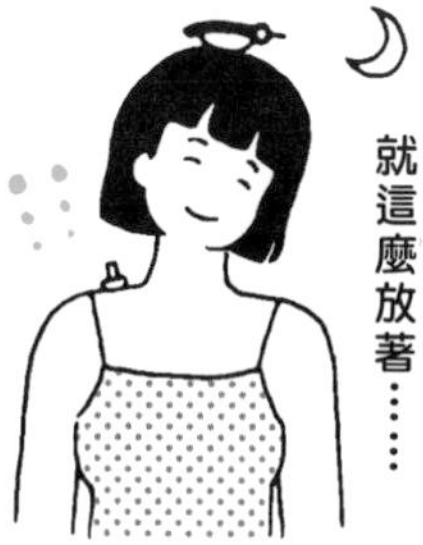
就這麼放著……

雖然艾草4到6分鐘就會燒完，但溫熱的效果會持續。直到完全不熱前，一直放著就好。

能自己簡單保養身體的溫灸

灸法是一種民俗療法，發源自大約三千年前的中國，之後流傳到日本。它是利用高溫刺激穴道，以改善身體各種症狀。**比起按壓穴道，以高溫強烈刺激穴道更有效**。在很多人印象中，灸法很麻煩，而且都是老人家在用，但近年來日本出了各式各樣的溫灸商品，像是有香味的、無煙的、低溫的、不必點火的，而且都能在藥局買到。使用溫灸，自己在家就能輕鬆保養，請一定要多加利用。

藉著每天做溫灸 傾聽身體的聲音

溫灸最好是在放鬆的狀態下做。不過像剛洗完澡時，由於血液循環變好，這時候做溫灸可能感受不到什麼效果。

再者，最好每天做。**隨著每天身體狀態不同，感受到的熱度也不會一樣，所以更能敏感察覺到身體的變化。**

體寒　免疫力差

溫暖較大塊的肌肉及較粗的血管

有益身體的理由

- 「腹部」「臀部」「大腿」「上手臂」的肌肉比較大塊，溫暖這些部位，能夠有效率地讓全身熱起來。
- 有較粗血管的「脖子」「手腕」「腳踝」要注意保暖。光是溫暖肌肉較少、主要由骨頭和肌腱構成的四肢末梢，效率不高。

溫暖「這裡」，就能讓全身溫暖！

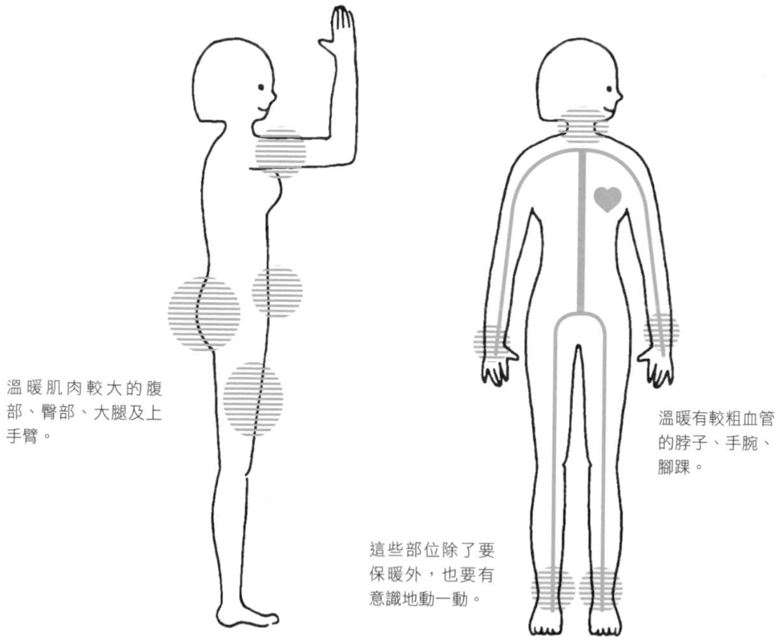
溫暖肌肉較大的腹部、臀部、大腿及上手臂。
溫暖有較粗血管的脖子、手腕、腳踝。
這些部位除了要保暖外，也要有意識地動一動。

留意須保暖的部位

不管怎麼保暖，身體還是冷，這或許是因為保暖的方式不對。

有效率的保暖方式，是要溫暖「腹部」「臀部」「大腿」「上手臂」等有大塊肌肉的部位。另外，有較粗血管的「脖子」「手腕」「腳踝」則不可著涼。

人體內較細的血管直徑大約〇・〇一毫米，只有頭髮的十分之一粗。血管細，流過的血量也較少，因此要盡量注意保暖的是有較粗血管的部位。

大腿是關鍵

身體為了維持一定體溫，會儲存脂肪以保暖。

尤其大腿是容易累積脂肪的部位，但多餘的脂肪和橘皮組織也是體寒的原因。覺得自己大腿很粗的人，要更留意大腿的保暖。

體寒　美肌　肩膀僵硬　脖子僵硬　眼睛疲勞

善用熱毛巾

有益身體的理由

● 想快速溫暖身體時，使用熱毛巾很方便。

● 放肩膀或脖子上，能加速血液循環，**消除僵硬感**。敷在臉上，能讓毛孔張開，**去除皮膚的老廢物質**。敷在眼睛上，也能**緩解乾眼的不適**。

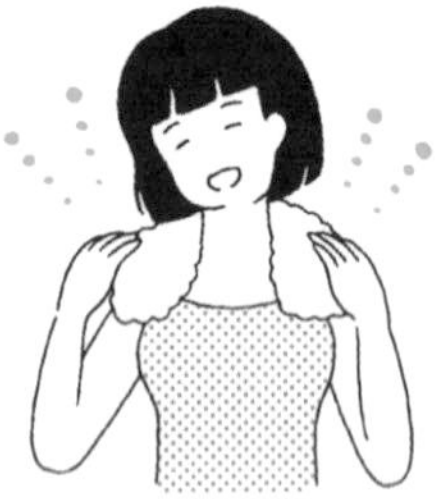

濕毛巾徹底擰乾後，用微波爐加熱（500～600w，約1分鐘），就完成簡單的熱毛巾。

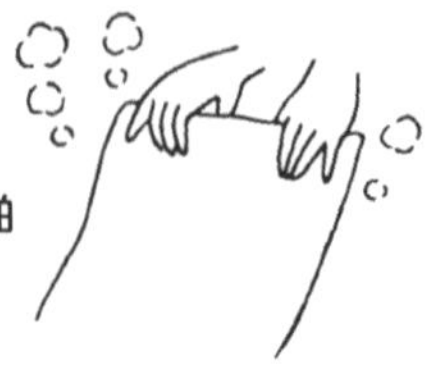

從微波爐取出後，先攤開一下，溫度會比較適中。請注意不要燙到！

利用熱水袋

體寒 放鬆 腰痛 生理期問題 腸胃不適 失眠

有益身體的理由

- **熱水袋有非常好的保溫效果。**
- **相較於電毯、煤油電暖器等，使用熱水袋也不會有乾燥的問題。**

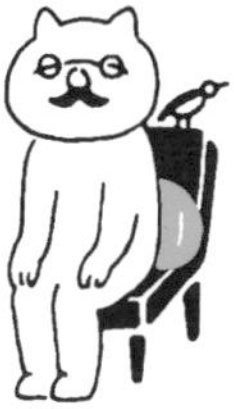

夏天可以在冷氣房內使用。覺得有點冷時，就放在腰部或腹部的位置。

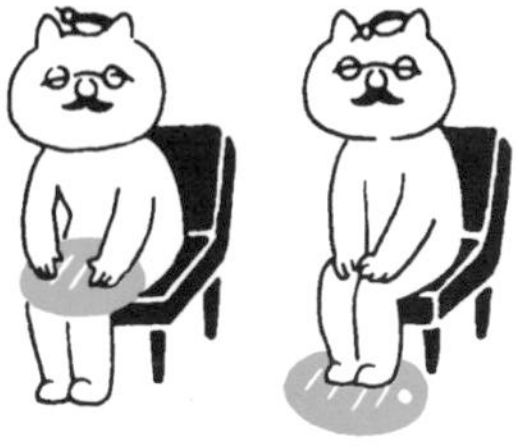

熱水袋會讓身體慢慢暖和起來。

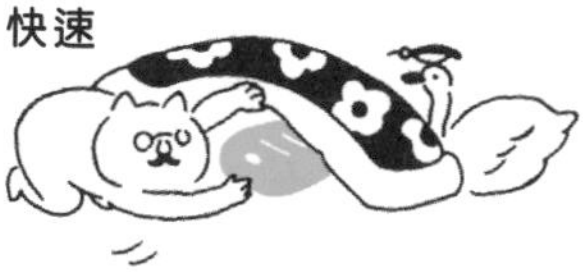

冬天可在睡前放進被窩裡。
半夜覺得熱，就踢出被窩外。

沒有熱水袋，也可以使用耐熱的保特瓶來裝熱水。

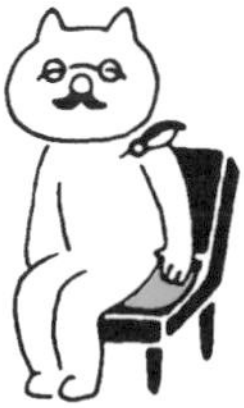

體寒　放鬆　轉換心情

做足浴和手浴

有益身體的理由

- 穿著衣服就能泡，很方便。
- 能輕鬆刺激手腳的重要穴道。
- 手腳變清潔，也能做為手腳的保養。

足浴和手浴的泡法

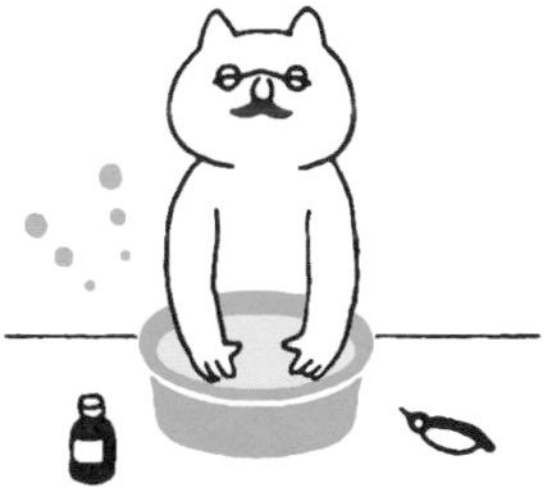

［手浴］
手腕以下的部分確實泡在溫水裡，這樣也能舒緩肩膀僵硬及眼睛疲勞。做足浴的水最好先準備好。

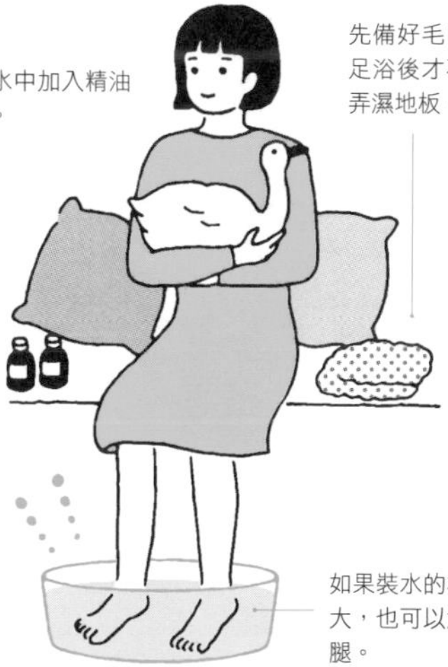
也可以在水中加入精油或天然鹽。
先備好毛巾，足浴後才不會弄濕地板。
如果裝水的桶子夠大，也可以泡到小腿。

① 將水注入臉盆或水桶裡，溫度約40～42度，比泡澡水稍微高一點。
② 浸泡手腳15分鐘左右。
③ 水如果變溫，就再加熱水。

［足浴］
泡腳的溫水大約是到腳踝上方的位置，這樣能從腳開始，讓全身都暖和起來。刺激一下三陰交穴，對緩解生理痛也有幫助。足浴後要立刻穿上襪子，以免好不容易暖和起來的腳又變涼。

穿著衣服就能和泡澡一樣溫暖身體

做手浴和足浴，光是將手腳泡在臉盆或水桶的溫水中，就能改善體寒。生病或剛痊癒時雖然不宜泡澡，但如果想暖和身體或是覺得冷，就可穿著衣服輕鬆做個手浴或足浴。比起全身泡澡，只泡手腳對心臟也比較不會造成負擔。手腳浸泡溫水的同時，可按壓或按摩能改善體寒的穴道，效果更好。

水裡加入精油或鹽能放鬆身心、促進血液循環

想提高放鬆效果，可在溫水中加入2、3滴精油。可以選擇喜歡的香味，或是針對體寒、失眠、生理痛等，加入能改善不適症狀的精油（參考P.216）。

另外，也可以在水中加入一小撮天然鹽，以促進血液循環。

泡澡用品可使用碳酸入浴劑

體寒　慢性疲勞　水腫　肩膀僵硬　腰痛　排毒　美肌

有益身體的理由

- 二氧化碳在水中溶解後會滲入皮膚，致使血管擴張，血流運行得更順暢。
- 血液循環變好，能舒緩肩膀僵硬和腰痛。
- 碳酸能吸附皮膚的皮脂和老廢角質。

自己在家就能做！碳酸入浴劑的做法

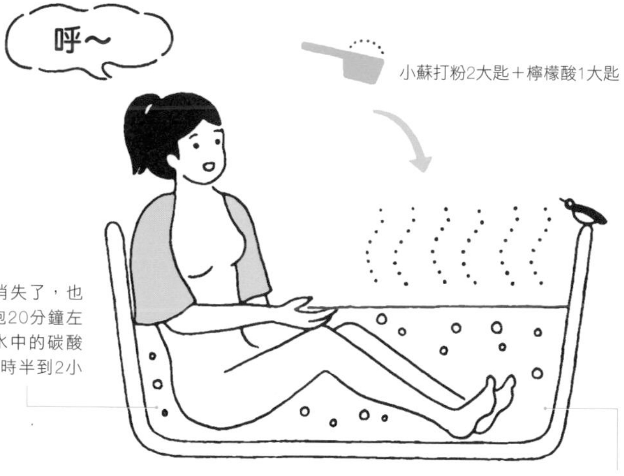
呼～
小蘇打粉2大匙＋檸檬酸1大匙
就算氣泡消失了，也可以繼續泡20分鐘左右。泡澡水中的碳酸會持續1小時半到2小時的效果。
也可以滴入精油。

① 小蘇打粉2大匙（也可使用發粉）加檸檬酸1大匙混合。
② 加入38～40℃的溫水中。

二氧化碳有助血液循環

泡澡時如果想使用入浴劑，我建議使用碳酸入浴劑。碳酸入溶劑溶解後產生的二氧化碳會滲入皮膚，使血管擴張，讓血液更順暢，改善體寒的狀況。氣泡不停冒出來時，會讓人覺得入浴劑正在發揮功效，但事實上，是氣泡消失、二氧化碳徹底溶於水中之際才會有效發揮作用。請一邊按摩小腿或按壓穴道等，慢慢地泡澡。

二氧化碳的效果，能一直維持到氣泡消失後一個半到兩小時左右。

排毒效果也很棒

碳酸會吸附蛋白質，也就是說，它能去除皮膚角質及老廢物質，達到排毒效果。

使用檸檬酸和小蘇打粉，也能自己做出效果比較溫和的碳酸入浴劑。這兩項物質不易產生水垢，泡澡後，還能順便讓浴缸變得亮晶晶。

感冒初期症狀　頭痛　肩膀僵硬　腰痛

感冒就喝葛根湯，然後泡個澡發汗

有益身體的理由

- 葛根湯能促進血液循環及發汗，提高身體代謝，對感冒初期症狀有效。
- 和一般感冒藥不同，喝了不會想睡覺。
- 由於血行變得暢通，對頭痛、肩膀僵硬及腰痛也有效。

葛根湯所含的中藥材

葛根湯含有以下中藥材。這七種藥材各有作用，能一起發揮療效。

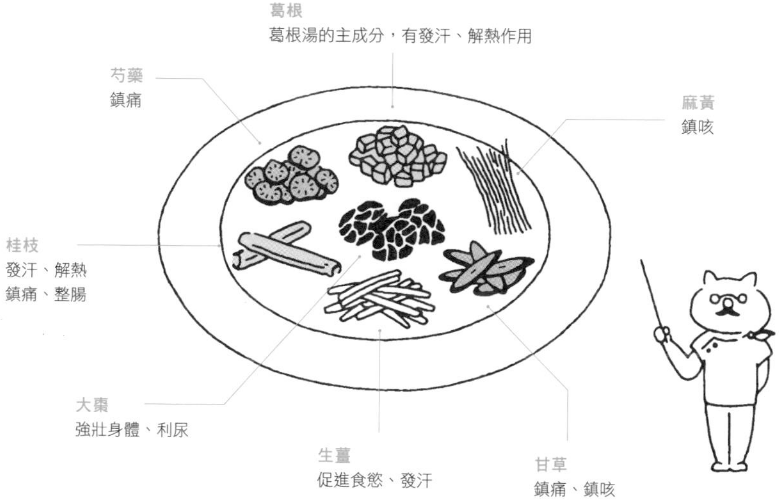
葛根
葛根湯的主成分，有發汗、解熱作用
芍藥
鎮痛
麻黃
鎮咳
桂枝
發汗、解熱
鎮痛、整腸
大棗
強壯身體、利尿
生薑
促進食慾、發汗
甘草
鎮痛、鎮咳

葛根湯的有效喝法

- 出現如畏寒、關節痛等感冒初期症狀時，馬上服用。
- 在餐前、或餐與餐之間空腹飲用。
- 與溫開水一起服用。
- 服用後立刻泡澡以發汗，並想像身體正在排出不好的東西。

出現畏寒症狀，就喝葛根湯

葛根湯是能有效治療感冒的一帖知名中藥藥方。它的特徵是**能促進血液運行及發汗**、提升身體代謝，在感冒初期服用很有效。

關於葛根湯的記述，大約一千八百年前的中藥經典《傷寒論》中也可看到，是帖歷史悠久的藥方。

據說，日本江戶時代有醫生不論面對什麼病人，都開葛根湯為藥方，這種醫生稱為「葛根湯醫生」。葛根湯在日本應該是從那時候起，就是適用範圍廣泛又有效的藥方吧。

泡個澡，流點汗

感冒初期可在服用葛根湯後泡澡，以溫暖身體。體溫上升、流汗後，也能擊退感冒病毒。

如果正確飲用葛根湯，很快就能治好感冒，所以沒必要一直喝，是一帖**非常有效率的中藥藥方**。

吃薑

體寒　減肥　感冒初期症狀

有益身體的理由

- 體寒要食用「乾燥過」或「加熱過」的薑，可促進血液運行。
- 薑能分解體脂肪，所以對減肥也有幫助。
- 生薑可舒緩感冒的初期症狀。

乾燥薑片的做法

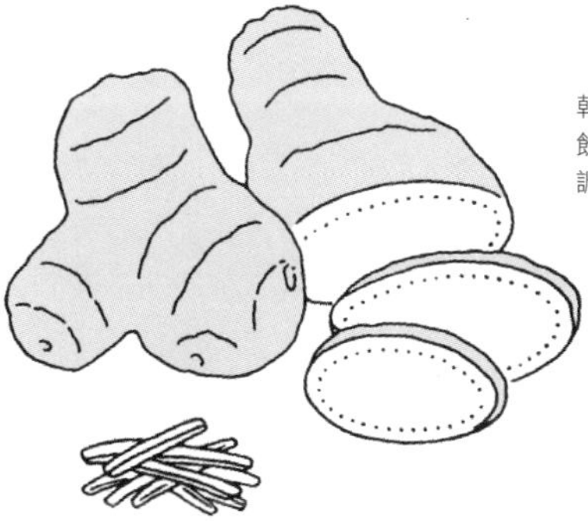

乾燥處理過的薑片可直接加入飲料，也可切碎，加入料理或調味料中。

① 薑不削皮，洗淨擦乾後，盡可能切成薄片。

② 切好的薑片平鋪耐熱盤中。

③ 放入微波爐，以500W功率加熱5～7分鐘。加熱過頭薑會燒起來，微波時須隨時留意情況。

④ 取出薑片，平鋪於鋪有餐巾紙的篩子上，放冰箱冷藏庫一到兩天即完成。

生薑可溫暖身體「表層」

很多人都知道，有感冒或體寒症狀時吃薑很有幫助，不過，吃法不同，它所發揮的效果也不一樣。

生薑能溫暖身體「表層」，促進排汗。食用生薑後，手腳會變得溫熱，這是由於薑辣素產生作用。感冒初期食用也很有效。

祛除體寒要食用乾燥過、加熱過的薑

相對的，乾燥過的薑則能溫暖身體「裡層」。這是由於薑所含的辛味成分薑酚發揮作用，可擴張血管、促進血液運行。生薑原本所含的薑辣素經過乾燥、加熱後，轉變為薑酚，效果也因此改變。

請記住，為了祛除體寒吃薑時，要先乾燥或加熱處理過。

體寒 腸胃不適 生理期問題

避免吃性質寒涼的食材

有益身體的理由

- 食用夏季蔬菜、茄科的蔬菜（如茄子、番茄等）會讓身體變冷，須留意。
- 香蕉、芒果等產自熱帶國家的水果也會讓身體變涼。
- 醣類會冷卻身體，尤其要少吃冷的甜食。

溫熱身體的蔬菜

HOT

冬季蔬菜、產自寒帶的蔬菜、根類蔬菜都能溫暖身體。

例 蒜頭、南瓜、洋蔥、韭菜等

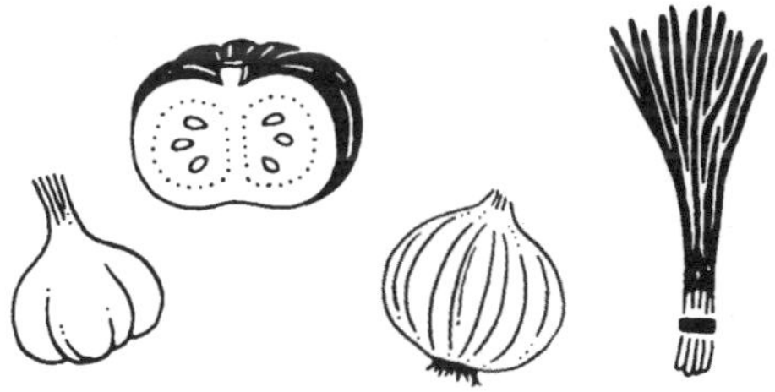

COOL

夏季蔬菜、產自熱帶的蔬菜會使身體變冷。

例 番茄、小黃瓜、茄子、芹菜、萵苣、白蘿蔔等

冷卻身體的蔬菜

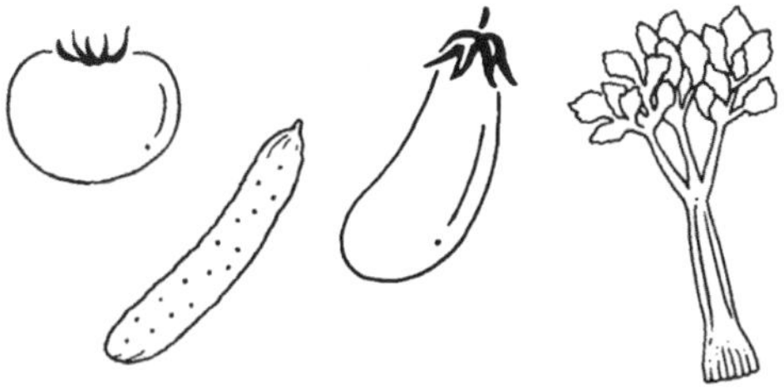

避免喝蔬菜汁。稠狀的蔬菜汁很容易留在腸胃中，使腹部受寒。如果要喝流質食物，溫熱的湯比較好。

避免夏季蔬菜 多吃冬季蔬菜

從中醫觀點來看，食物可分成能溫熱身體的「溫性食物」、冷卻身體的「寒性食物」，以及位於兩者間的「平性食物」。判斷的標準，主要是食物生長的地方及產季。基本上，食用熱帶生產的蔬果，以及夏季盛產的食材，都會使身體變寒。因此，夏季蔬菜要盡可能以溫沙拉的方式食用。相反的，食用產自寒帶，以及冬季盛產的食材能使身體變暖。此外，根菜類由於吸收大地的能量，也有溫熱身體的絕佳效果。若從顏色大致區分的話，原則上，「紅、黑、橘」是溫熱身體的食材，「藍、白、綠」則是冷卻身體的食材。

食物中多加些辛香料

常用來提味的蔥、薑、蒜可促進血流運行，有溫熱身體之效，烹煮食物時請多利用。薑要使用乾燥或加熱過的。

第3章 食

均衡飲食的健康祕訣

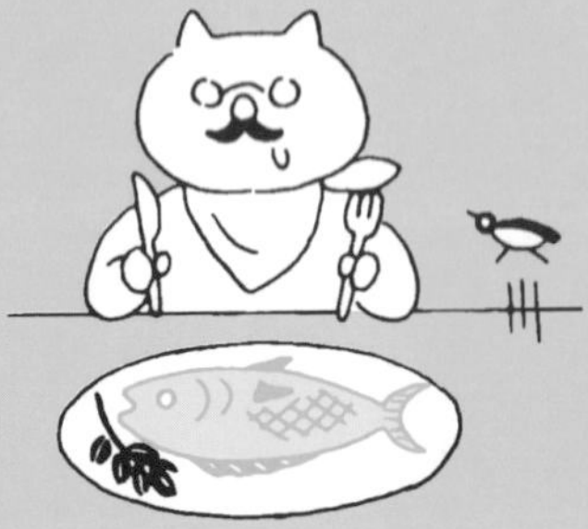

「我知道飲食要均衡，

但就是很難做到。」

你是不是有這種感覺？

本章介紹許多簡單的飲食訣竅，

不須準備什麼特別菜色。

除了食材外，

還可搭配中藥和營養補充品，

讓我們從體內開始變得健康吧。

體寒　生理期問題　婦女病　頭痛　暈眩　排毒

女性可服用「當歸芍藥散」「桂枝茯苓丸」及「加味逍遙散」這三帖藥方

有益身體的理由

- 因荷爾蒙失調所造成的心浮氣躁、倦怠、不安與悲傷等無法冠以病名的**「未病狀態」，可透過吃中藥來改善**。
- 中醫擅長處理體寒、肩膀僵硬等無法以對症治療根治的症狀，**能改善體質本身**。

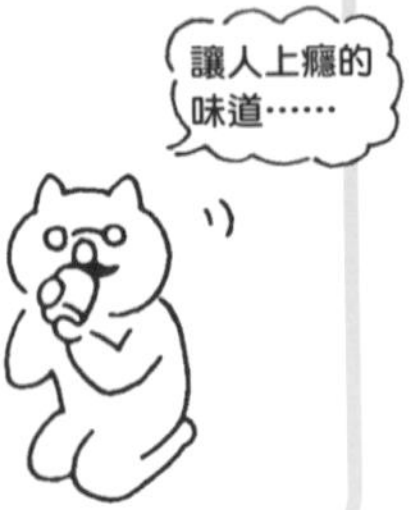

生理痛、生理期不順、更年期障礙等

適合女性的三帖中藥藥方

當歸芍藥散
體質虛弱、有貧血傾向，有暈眩、水腫、肩膀僵硬等症狀的人。

桂枝茯苓丸
體力中上，上半身燥熱，但腳卻很冷的人。

加味逍遙散
肩膀僵硬、容易疲倦，心神不寧或心浮氣躁的人。

中藥藥方的選擇方式

- 選擇符合自己症狀的中藥藥方，若不清楚可找中醫。
- 如果是為了改善體質，最少也要服用2～3個月。就算沒有馬上看到效果，也要繼續吃。
- 有時候，不合口味也可能表示不合體質，喝起來覺得順口也是一個重點。
- 服用太多含甘草的中藥，可能產生副作用，最好不要同時服用兩種以上的藥方。

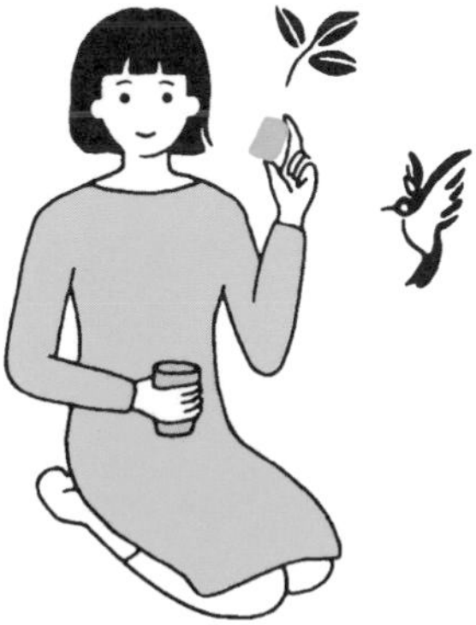

※其他中藥方請參考P.215。

以一帖藥方改善各種症狀

日本所謂的漢方藥（即中藥），是以發源自中國的中醫為基礎，再發展出自己的特色。其基本概念，是重視構成身體的「氣」（元氣、氣力）、「血」（血液）、「水」（血液以外的體液及淋巴液）的流動，當這三者失衡時，即以中藥來調整。

體寒、水腫、生理期不順等女性特有的症狀，是中醫很擅長處理的問題。因為中藥裡有很多能調整女性荷爾蒙、有助血流順暢的生藥。西醫用藥，通常是針對單一症狀使用有效的藥物，例如：「生理痛就吃阿斯匹靈」。中藥的特徵，則是一帖藥方含有各種生藥。以當歸芍藥散來說，就調合了芍藥、白朮等六種生藥。芍藥有鎮痛效果，白朮則有整腸、利尿及發汗的作用。也就是說，服用一帖中藥，就能同時處理身體的各種不適症狀。

美肌　感受到壓力　抗老　慢性疲勞

每2～3個小時就要補充維生素C

有益身體的理由

● 維生素C不會儲存於體內，所以，**要每2～3個小時補充營養補充品才有效**。

● 光是覺得有點疲倦時，其實身體就在大量消耗維生素C。持續攝取，**才能累積對抗壓力的能力**。

來補充維生素C吧

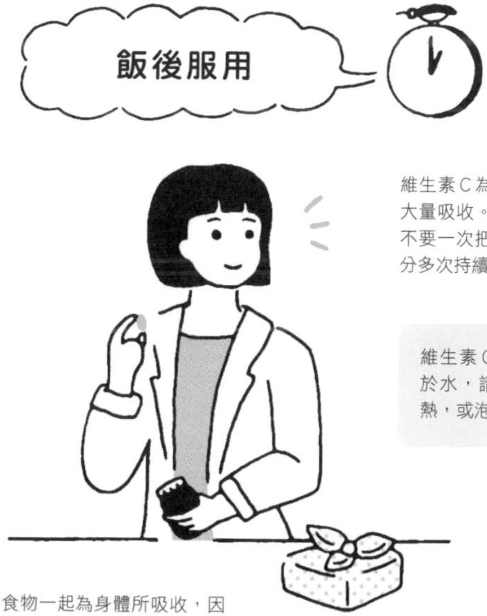

維生素C為水溶性，身體無法一次大量吸收。如果要吃營養補充品，不要一次把一天的分量吃完，而是分多次持續攝取。

維生素C不耐熱，且易溶於水，請注意不要過度加熱，或泡水太久。

維生素C是和食物一起為身體所吸收，因此飯後食用含維生素C的營養補充品最佳。請養成飯後吃維生素C的習慣。

美容和健康都不可或缺的維生素C

維生素C在膠原蛋白的合成上扮演重要角色，也能抑制黑色素形成，為我們的身體打下美麗的基礎。由於維生素無法在體內生成，因此必須透過食物攝取。以食材來說，紅椒的維生素C含量很高，一個（一百公克）就含有一百七十毫克。

維生素C的每日攝取量標準是一百毫克，但如果想藉由維生素C讓皮膚更好、身體更健康，則一天最好攝取兩千毫克以上。

不過，補充維生素C的困難在於它易溶於水，且無法儲存於體內。如果一次攝取兩千毫克以上的量，有一半以上都會浪費，因此重點是要每兩、三個小時補充一次。不只藉由食材攝取，還要善用營養補充品。

補充鐵質，要選擇吸收率高的「血鐵質」

有益身體的理由

- 想預防貧血，要攝取「血鐵質」，相較於「非血鐵質」，它的吸收率有五～六倍之高。
- 缺鐵是頭髮毛躁及掉髮的一大主因，補充「血鐵質」，能擁有水潤光澤的秀髮。
- 缺鐵會導致氧氣無法在體內輸送。補充「血鐵質」，能消除身體因缺氧所造成的疲勞。

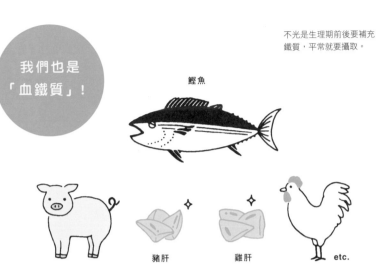

我們也是「血鐵質」！

不光是生理期前後要補充鐵質，平常就要攝取。

鰹魚

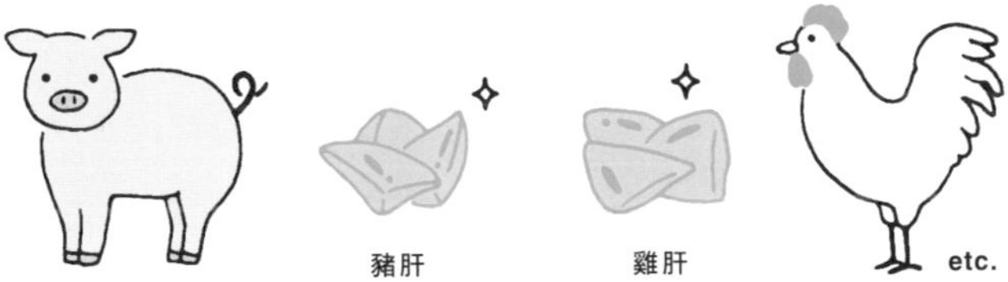

POINT

- 菠菜、小松菜等含非血鐵質的食材，和維生素C一起攝取，能提升吸收率。
- 選擇標示含有「血鐵質」的營養補充品。
- 據說使用鐵製炒鍋或湯鍋烹煮食物，鐵質會滲入食物內，可因此補充鐵質。

動物性食品含有較優質的「血鐵質」

女性由於生理期的緣故，每個月都會流失一定血量，不管如何，都很容易有缺鐵的問題。缺鐵會造成身體疲倦等不適，以及頭髮毛躁、掉髮等症狀。

補充鐵質有重點。事實上，鐵質分兩種，一種是動物肝臟及牛肉瘦肉所含的「血鐵質」，一種是菠菜、小松菜、大豆等所含的植物性「非血鐵質」。在鐵質的補充上，絕對是動物性的血鐵質比較好，它的吸收率是非血鐵質的五～六倍。攝取非血鐵質，最好和維生素C一起攝取，可提升吸收率。

不過，光是藉由食物補充還是不夠，請選擇標示含有「血鐵質」的營養補充品，飯後補充一定劑量。

情緒不穩定 心浮氣躁 肌肉疲勞 骨質疏鬆症

心浮氣躁、眼皮直跳時，要補充鈣質

有益身體的理由

- 鈣質不只和骨頭有關，也會影響神經的運作。
- 缺鈣會造成情緒不穩定，因此，補充鈣質能避免心浮氣躁。
- 鈣質掌控肌肉的收縮。眼皮直跳，也可能是因為缺鈣。
- 補充鈣質，能預防將來有骨質疏鬆症。

含鈣量高的食物包括小魚乾、乳酪、牛奶等。聰明的攝取方式，是連同能幫助鈣質吸收的維生素D、鎂一起攝取。抽菸則會導致缺鈣。

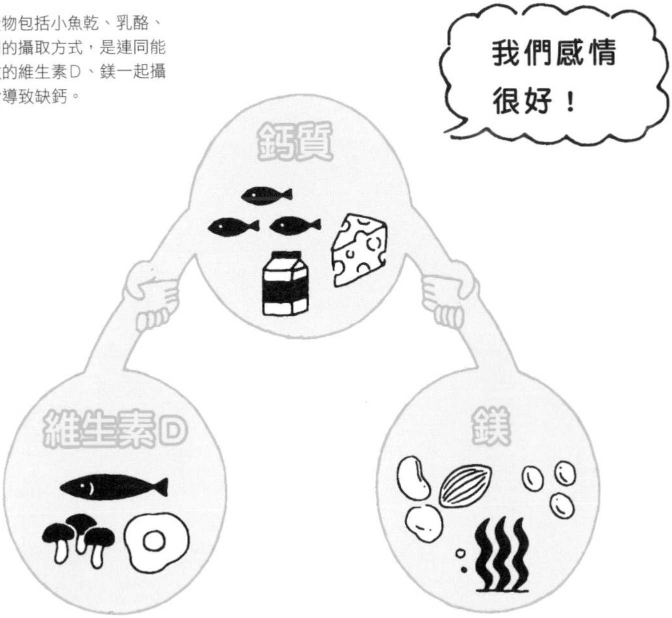

維生素D有助於鈣質吸收。沙丁魚等青皮魚、菇類、蛋的含量都很豐富。

鎂和鈣都是形成骨骼和牙齒的必要營養素。鈣質和鎂同時攝取的最佳標準是鈣2，鎂1。大豆、杏仁、鹿尾菜、海帶芽等都含有豐富的鎂。

心浮氣躁、眼皮直跳是缺鈣的危險信號

鈣質是日本人較缺乏的營養素之一。一般認為，這是由於日本的土壤和河川所含的礦物質較少，以及飲食生活改變所致。鈣質是形成骨骼的重要營養素，同時也和肌肉收縮、腦神經細胞的運作有關。因此，缺鈣會導致肌肉的活動變差，造成眼瞼痙攣的眼皮跳動現象，或是腳抽筋。

此外，缺鈣會影響身體對腦細胞活動的控制，也會導致心浮氣躁、忘東忘西。

在骨質疏鬆症形成之前

骨頭就算變得脆弱，也很難從外表看出來，等到發現有骨質疏鬆症才意識到缺鈣的問題，已經太遲。所以，平常只要發現最近眼皮經常跳動、心浮氣躁，不妨就懷疑是缺鈣所造成的症狀。

美肌　抗老　黑斑　皺紋　皮膚粗糙

保養肌膚，要攝取維生素C、E和輔酶Q10

有益身體的理由

- 維生素C和E有很強的抗氧化效果，能有效對抗肌膚問題，也能預防黑斑和皺紋。
- 輔酶Q10能在粒線體中發揮作用，避免細胞氧化，有絕佳的抗老化效果。

不要加速身體老化！

我們吸入體內的氧氣，有部分會變成活性氧，造成皮膚老化、疲勞以及身體衰老。要對抗活性氧，請養成能提高抗氧化效果的習慣。

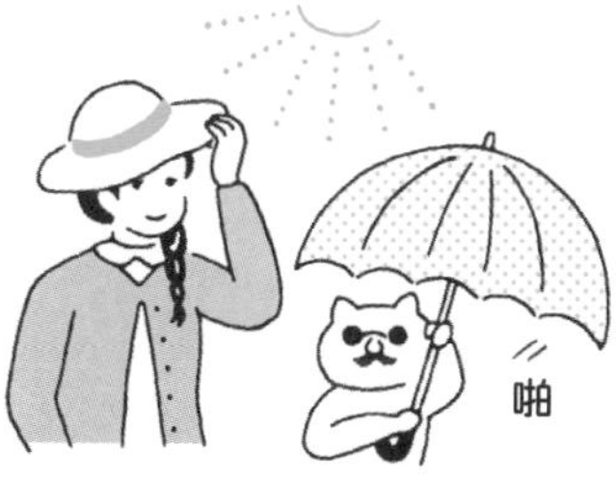

不暴露於紫外線下。

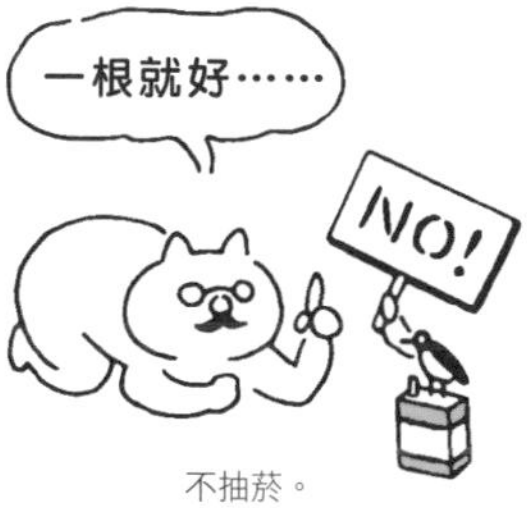

不抽菸。

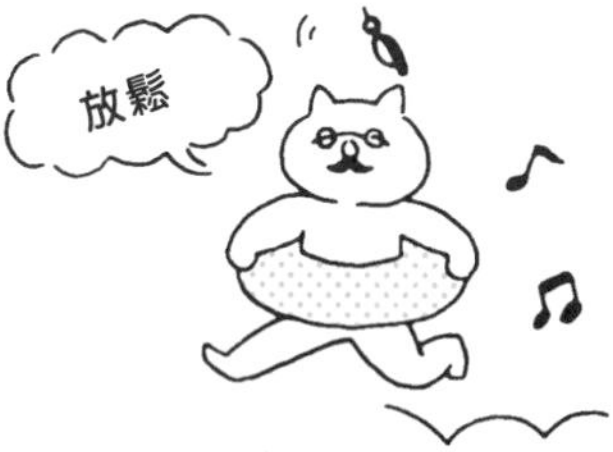

不累積壓力。

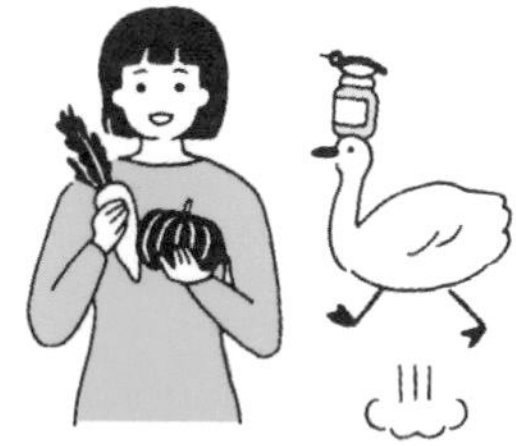

吃蔬菜或營養補充品以攝取維生素C、E及Q10。

積極對抗身體的老化

維生素C、E、輔酶Q10，都是抗氧化效果很強的營養素，能避免身體衰老。

細胞中的粒線體要製造生存的能量時，少不了輔酶Q10。因此，身體若缺乏輔酶Q10，就容易覺得疲倦、免疫力下滑，皮膚狀態也會變差，所以也是美容的大敵。

要選擇還原型的輔酶Q10

隨著年紀增加，體內的輔酶Q10會逐漸減少，因此要藉由營養補充品來補足。

輔酶Q10的營養補充品分氧化型及還原型兩種。氧化型的一定要在體內轉化成還原型，但轉換率會隨著年齡下降，所以，建議直接服用能在體內直接利用的還原型。

便祕 腹瀉 免疫力差 過敏

便祕和腹瀉就靠益生菌

有益身體的理由

- 益生菌是能調整腸道環境的好菌，服用可改善便祕及腹瀉。
- 乳酸菌是最主要的益生菌，它能提升腸道的免疫功能，打造出不易感冒和過敏的強壯身體。

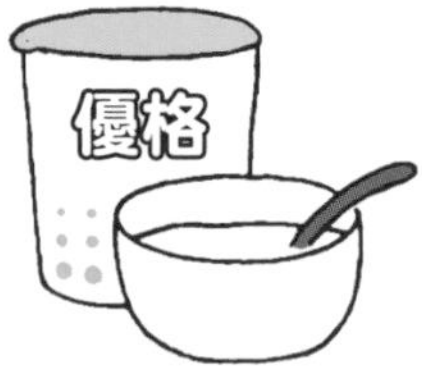

優格

發酵食品萬歲！

如何攝取益生菌

- 食用含植物性乳酸菌的泡菜、日式醃菜、味噌。
- 食用含納豆菌的納豆。
- 吃含有比菲德氏菌的優格。
- 喝乳酸菌飲料。
- 服用整腸藥、營養補充品。

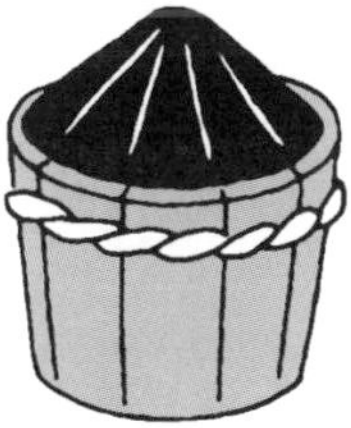

味噌

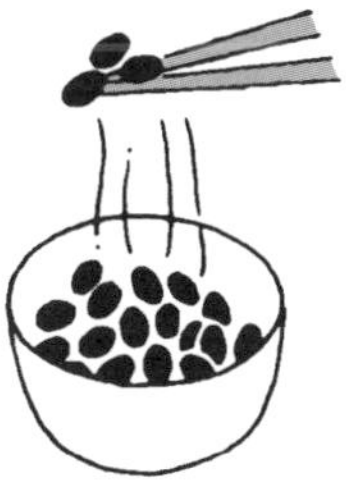

納豆

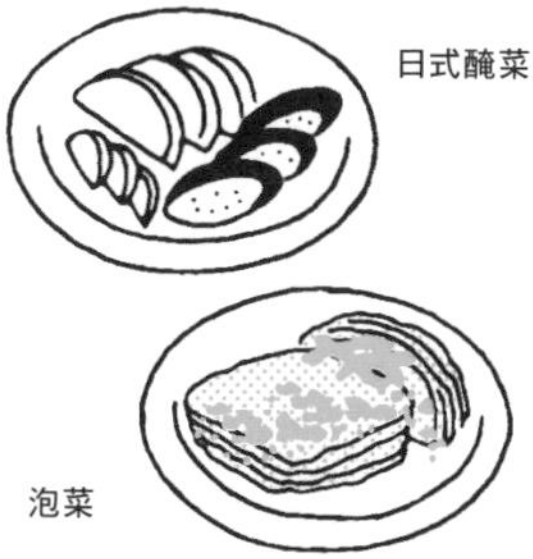

日式醃菜

泡菜

益生菌是能維持腸道健康的好菌

人體的腸道大約有五百～一千種、合計一百兆個以上的細菌。益生菌指的是能維持腸道健康的好菌。腸道中的細菌主要可分三種：好菌（如比非德氏菌、乳酸菌等）、壞菌（如大腸桿菌、葡萄球菌等），以及中性的伺機菌。健康的腸道中，好菌的數量會大於壞菌。一旦腸道環境失衡，伺機菌就有可能變成好菌，也可能變成壞菌。所以，必須讓好菌的數量一直占優勢。

益生菌可藉由吃優格等發酵食品及營養補充品來攝取，但問題是益生菌不耐熱、酸，幾乎都會在胃酸下被消滅。不過，像日式醃菜、納豆、泡菜等所含的植物性乳酸菌，特徵就是比乳酪等動物性乳酸菌更能在胃酸下存活。為了讓益生菌能順利抵達腸道，建議食用植物性的發酵食品。再者，益生菌三～四天就會排出體外，所以要每天持續攝取。

宿醉　憂鬱　情緒不穩定　失眠

服用維生素B群和鳥胺酸可避免宿醉和憂鬱

有益身體的理由

- 維生素B群和鳥胺酸，能提高肝臟代謝酒精的能力。喝酒前後吃相關的營養補充品，就不會因為宿醉而煩惱。
- 身體缺乏維生素B群，也會出現憂鬱症狀，如果心情低落，可以先懷疑是不是因為缺乏維生素B群。

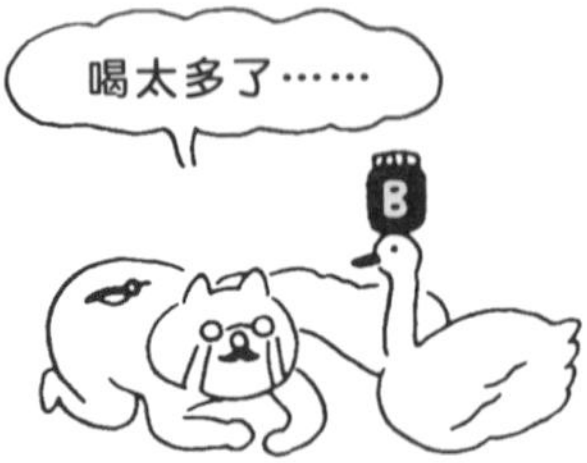

聚餐喝酒前，可先服用維生素B群的營養補充品。

心悸　呼吸困難　慢性疲勞

輔酶Q10可改善心悸

有益身體的理由

- 輔酶Q10能強化心臟做為人體幫浦的功能，因此能讓脈搏恢復正常，不再有心悸的狀況。
- 心臟功能變強，血液流通順暢，也能改善呼吸困難的症狀。
- 由於能消除活性氧，身體因此變得有活力。

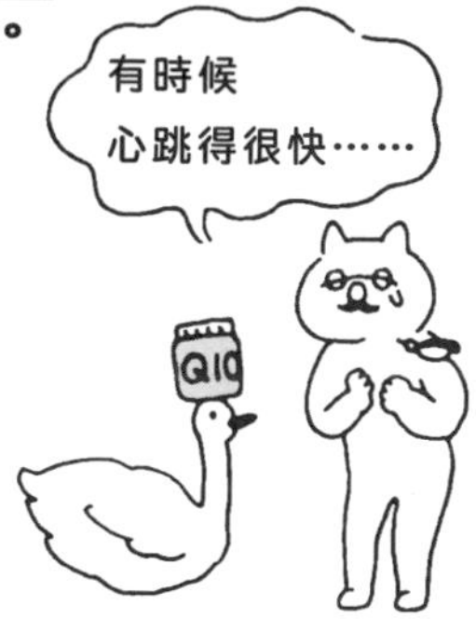

輔酶Q10也能用於美容保養。

不安 緊張 恐慌 感冒初期症狀

初次嘗試順勢療法，可從「烏頭」開始

有益身體的理由

- 順勢療法不是去抑制症狀，而是提高身體的自癒能力。
- 「烏頭」（aconite）就等同於順勢療法中的葛根湯，對感冒和心理問題的初期症狀有效。
- 因恐懼或驚嚇所造成的恐慌都得以緩解。

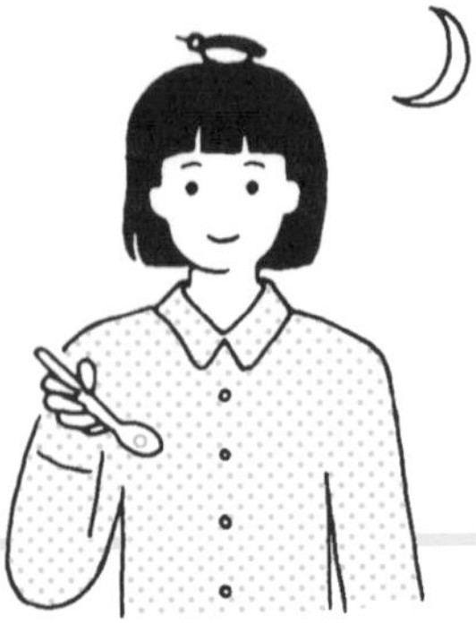

順勢療法製劑的服用方式

順勢療法

最好由專門的醫生開立順勢療法的製劑。

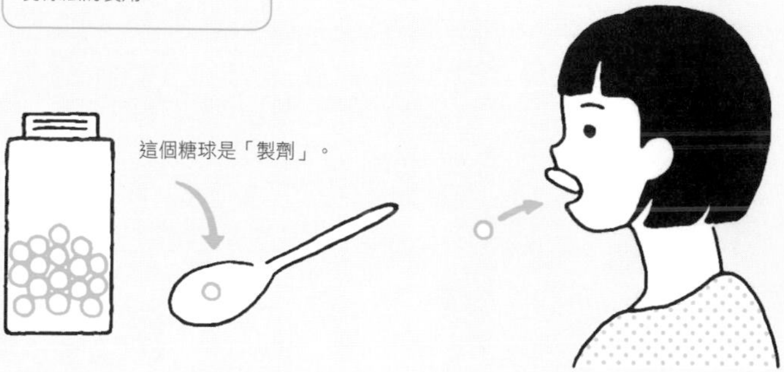

① 服用前後的20分鐘不進食。服用時，不直接以手碰觸，而是以湯匙等工具拿取。

② 將糖球置於舌下，讓它自然融化。

- 盡量於就寢前服用，但應急時另當別論。
- 順勢療法的種類請參考P.218。

強化身體的力量

順勢療法，是十八世紀由德國醫師山姆・赫尼曼（Samuel Hahnemann）所發明的療法。這個療法是基於「產生症狀的物質，也是去除該症狀的物質」的「以同治同」原則，使用由植物、礦物、昆蟲等萃取出能量製成的糖球（製劑）。

例如，由名為「烏頭」的花所萃取出能量的製劑，能有效緩解感冒初期症狀、恐懼，以及精神上所受到的衝擊。由「顛茄」（belladonna）萃取出的製劑，則是在高燒時能發揮作用。

先諮詢過該領域的醫師

雖然，順勢療法尚有一些從科學來看無法釐清之處，但它能對身心產生某些作用也是事實。透過順勢療法醫學會可獲得相關醫師的資訊，有興趣的話，可先諮詢醫師。

不安 緊張 恐慌 感受到壓力

恐慌發作時
可使用花精療法的「急救花精」

有益身體的理由

- 花精是萃取自花的能量，由於不是藥物，孕婦、銀髮族和寵物都可安心使用。
- 「急救花精」（rescue remedy）是花精療法中最具代表者。在面臨突如其來的壓力或衝擊等緊急狀況時，使用它能讓心情平靜下來。
- 能舒緩壓力，也能調整心理狀態，使之平衡。

花精的食用方式

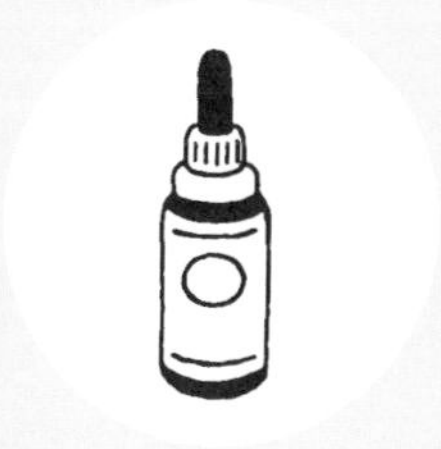

花精很適合用於自我保養。

花精

選用的花精一天要服用四次以上，每次各2～6滴（急救花精為3～6滴）。起床後、就寢前一定要服用。

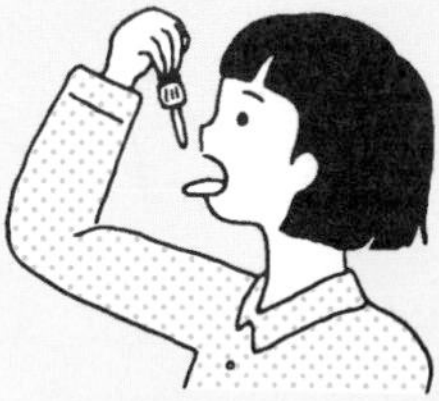

直接滴在舌頭上。

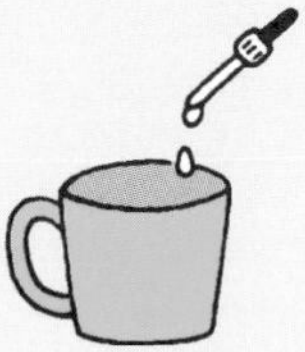

也可以滴入一杯開水或花草茶中慢慢飲用。

花精療法

這個療法是由英國醫師巴哈（Edward Bach）所發明。他的初衷，是希望從自然界中創造出無副作用與痛苦的藥物。此療法於1936年架構完成。

※花精的種類請參考P.219。

花精可治療負面情緒

花精療法，是使用萃取自植物的精華及能量，是一種主要用於改善精神問題的療法。萃取自花草等的花精共計三十八種，「急救花精」則是由其中的「聖星百合」「櫻桃李」「岩玫瑰」「鳳仙花」「鐵線蓮」等五種調和而成，能有效緩解忽然面臨的衝擊或不安情緒。急救花精在花精療法中經常用到，甚至有第三十九種花精之稱。

花精療法和順勢療法很類似，但巴哈博士這項療法的特徵主要是著眼於情緒面，處方也只限三十八種花精。花精在有些銷售療癒類商品或訴求自然的商店中，也能買得到。此外，也有專業的花精諮詢師能代為選擇適合的花精。

營養不良　偏食

一物全體的飲食方式

有益身體的理由

- 所謂「一物全體」的飲食方式，指的是完整食用每樣食材。以魚來說，就是從魚頭到魚尾，包括內臟在內都要全部吃掉，如此，包括維生素、礦物質在內，**從一樣食材就能攝取到多種營養素**。
- 食物沒有丟掉不用的部分，**也很環保**。

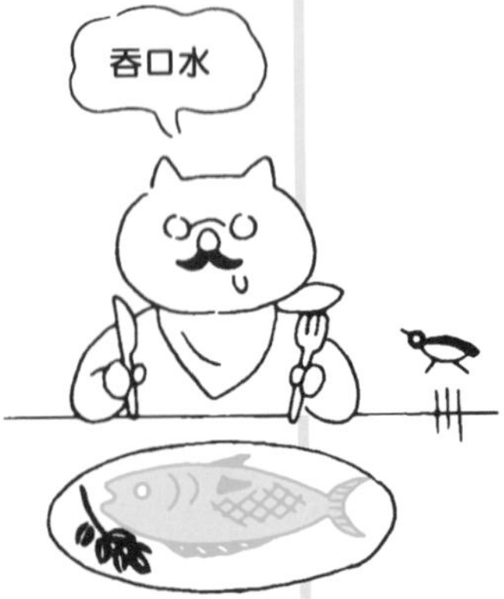

居民比較長壽的地區，多有吃整條魚的習慣。

營養不良 偏食

吃地產地銷的食物

有益身體的理由

- 所謂「地產地銷」，指的是當地生產的蔬菜、捕獲的魚，即在當地消費。這樣的食材新鮮、營養價值高。
- 由於不必運送至遠地，取得食材後不使用防腐劑等化學藥品，無須擔心。
- 能看到生產食材的人，吃得安心、有安全感。

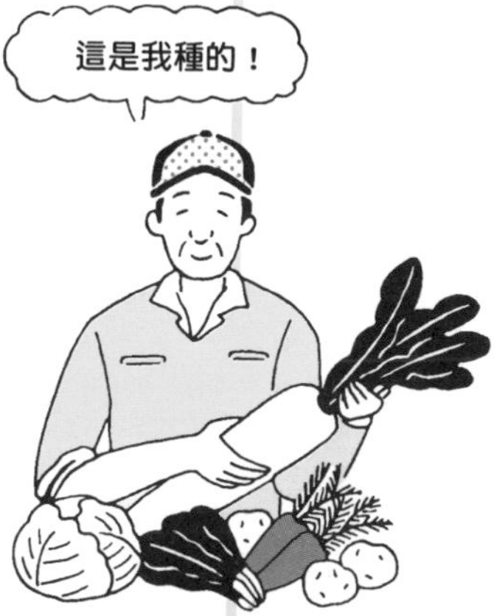

「吃當地、當季生產的食物」也很重要。

減肥　腸胃不適　美肌　偏食

食用豆腐、納豆等大豆製品

有益身體的理由

- 大豆是「田裡的肉」，**含有許多蛋白質**這項重要的營養素。
- 「豆腐」「納豆」等加工品，**比大豆容易消化、吸收**。

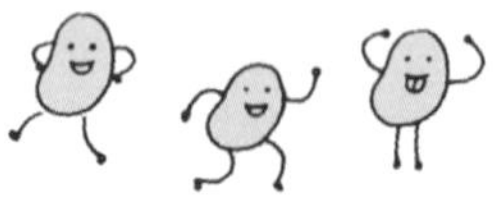

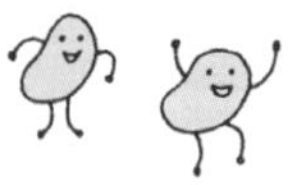

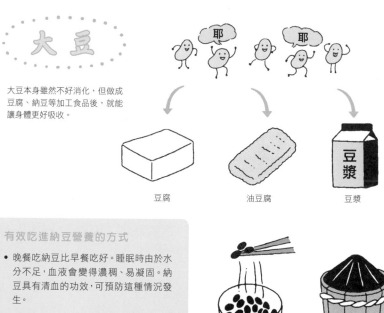

大豆

大豆本身雖然不好消化，但做成豆腐、納豆等加工食品後，就能讓身體更好吸收。

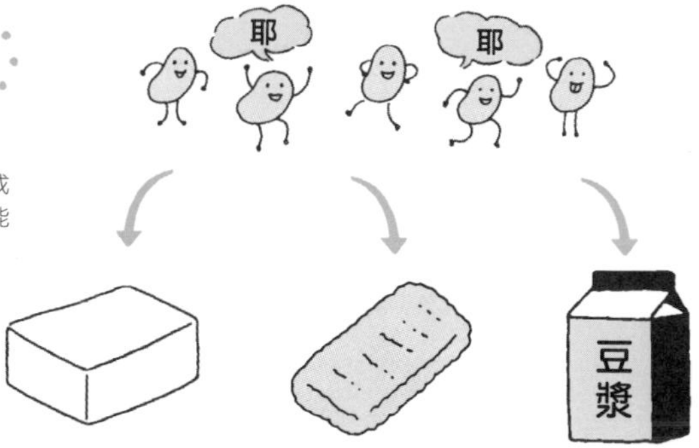

豆腐　油豆腐　豆漿

有效吃進納豆營養的方式

- 晚餐吃納豆比早餐吃好。睡眠時由於水分不足，血液會變得濃稠、易凝固。納豆具有清血的功效，可預防這種情況發生。
- 加熱會破壞其營養成分，直接吃就好。
- 買來後，放冰箱冷藏庫2～3天，在持續發酵下，納豆所含的有效成分會再增加。

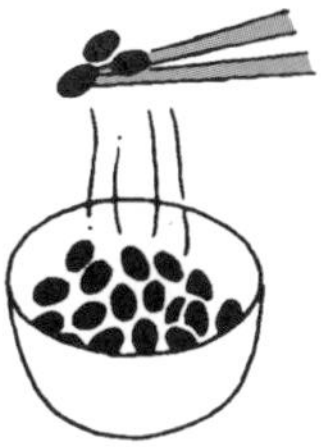

納豆

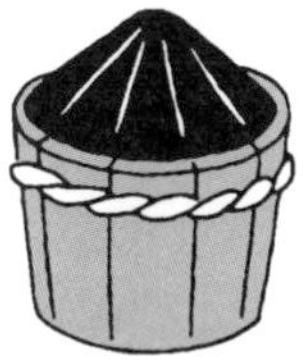

味噌

缺乏蛋白質很危險

很多女性對脂肪退避三舍，不太吃肉，但如果以為這樣會瘦就錯了。不吃肉，會導致身體易缺乏蛋白質。缺乏蛋白質，肌肉量就會減少，造成基礎代謝下降、身體不易燃燒脂肪，反倒變成很難瘦的體質。再者，蛋白質也關係到膠原蛋白的生成，所以會導致皮膚失去彈性。不吃肉，對美容養顏可是一大傷害。

大豆的營養價值高 是非常好的食物

如果還是不太敢吃肉，可藉由有「田裡的肉」之稱的大豆來攝取蛋白質。一般來說，植物性蛋白質比不上肉或蛋的營養價值，但大豆卻含有足以匹敵的優質蛋白質。大豆本身雖然不好消化，但只要做成加工食品，就變成可有效攝取蛋白質的食品，像納豆和豆腐的消化率都在90%以上。

免疫力差　慢性疲勞　抗老　美肌　貧血　偏食

攝取黑色食材

有益身體的理由

- 精製過的食材，也同時失去重要的營養素，接近原形的深色食材，營養價值比較豐富。
- 從中醫觀點來看，黑色食材能讓青春之源的「腎臟」運作得更好。
- 黑色食材所含的花青素有抗氧化效果。

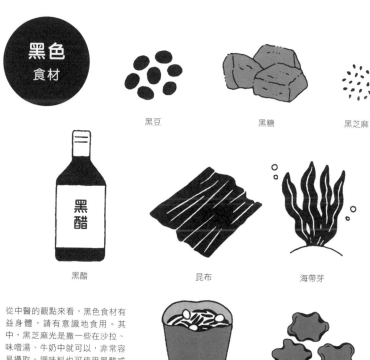

黑色食材

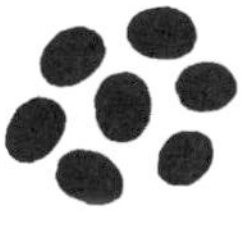
黑豆

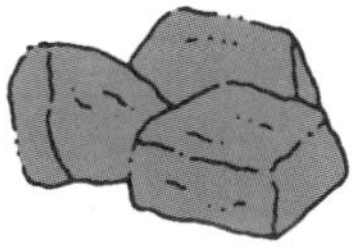
黑糖

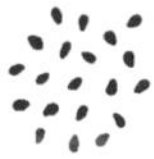
黑芝麻

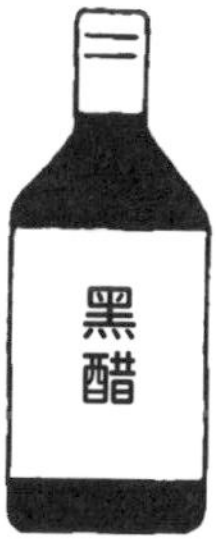

黑醋

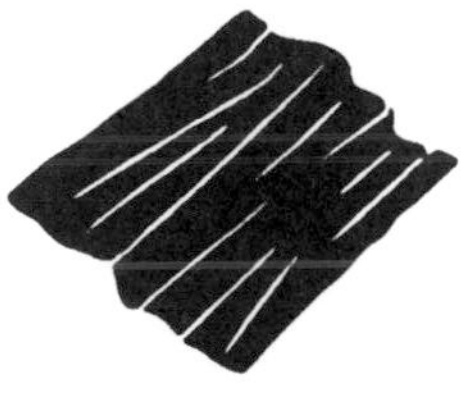
昆布

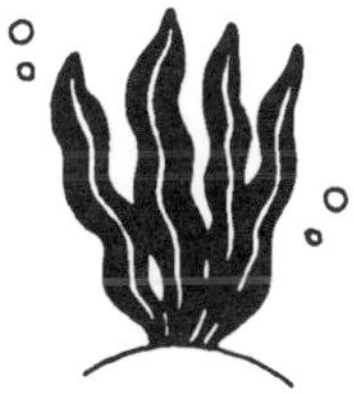
海帶芽

從中醫的觀點來看，黑色食材有益身體，請有意識地食用。其中，黑芝麻光是撒一些在沙拉、味噌湯、牛奶中就可以，非常容易攝取。調味料也可使用黑醋或黑糖。

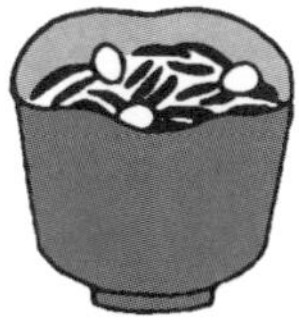
鹿尾菜

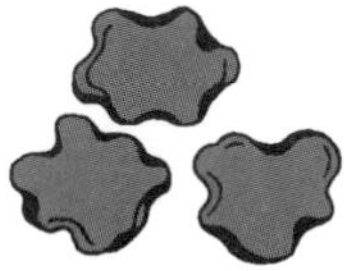
黑木耳

食用黑色食材 保持青春美麗

將食物以顏色分類，是基於中醫理論建構出的食療的思維。亦即人體中的肝、心、脾、肺、腎等「五臟」，可藉由攝取青、紅、黃、白、黑等「五色」食物以提高功能。

中醫認為腎臟主司泌尿器官和生殖器官，是儲存生命力的臟器。腎弱，皮膚會失去光澤，身體易疲倦，外表看起來也會比實際年齡老，因此女性要注意腎臟的保養。黑色食材則能提高腎臟功能，防止老化，滋養強壯。

事實上，黑色食材含有豐富的多酚「花青素」。藍莓也含有這個能有效消除眼睛疲勞而為人所知的成分。花青素有很強的抗氧化效果，所以已知能有效防止老化。不論從中醫或西醫的觀點來看，女性都應該多攝取黑色食材。

多吃肉

慢性疲勞 皮膚粗糙 貧血 憂鬱 減肥

有益身體的理由

- **肉是營養的寶庫**，除了含有蛋白質外，「牛肉所含的鐵質」、「豬肉所含的維生素B群」「雞肉所含的維生素A及膠原蛋白」都很豐富。
- 吃肉並不會胖，優質蛋白質能讓身體長肌肉、提升代謝，**變成易瘦體質**。

三大主要肉類的營養效果

牛肉	豬肉	雞肉
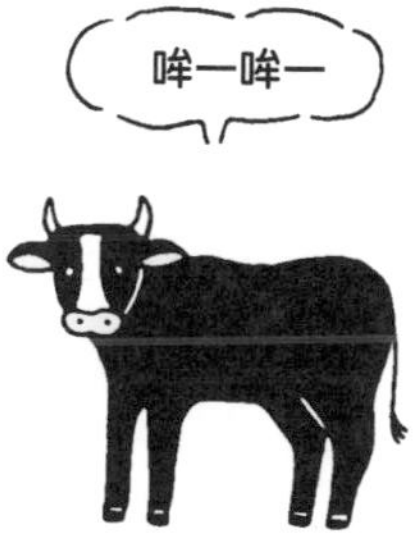	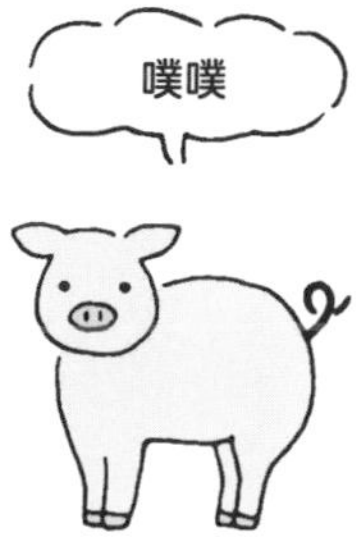	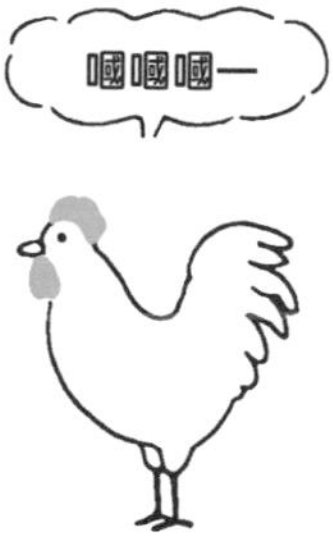
蛋白質、血鐵質、鋅	蛋白質、維生素B1、維生素B2	蛋白質、維生素A、膠原蛋白
人體製造肌肉和骨骼所需的必須胺基酸含量均衡。此外，還有身體容易吸收的血鐵質，可改善貧血與疲勞。	豬肉的維生素B1含量，是牛肉和雞肉的5到10倍，在醣類的能量代謝及消除疲勞上有絕佳效果。	比牛肉和豬肉易消化，含有豐富的維生素A，有助美肌。雞皮、雞骨的周圍則含有豐富的膠原蛋白，能提升肌膚彈性、保有年輕。

肉類料理的好處多多

肉類含有容易吸收的優質蛋白質和維生素，是營養的寶庫。構成蛋白質的胺基酸擔負許多任務，尤其值得注意的是有抗憂鬱效果的苯丙胺酸。

如果你覺得「最近心情不太好」，是不是因為你這陣子只吃蔬菜呢？請調整飲食內容，也要攝取肉類。

不知道吃什麼肉，就選豬肉

女性尤其可多吃豬肉。豬肉的維生素B群含量豐富，有助消除疲勞，關係到皮膚和黏膜的健康。感覺疲勞，皮膚粗糙、有點小狀況，或是出現口內炎時，請多吃豬肉。尤其小里肌肉的維生素B1含量豐富，怕吃肥肉的人也能輕鬆吃。

使用豬肉做燉煮類菜餚時，由於維生素B群為水溶性，在烹煮的過程中很容易流失，因此可連同湯汁一起食用。

營養不良 偏食

避免購買已切好的蔬菜

有益身體的理由

- 切好的蔬菜為了保存，可能會使用氯系的殺菌劑或食品添加物。
- 維生素C或鉀等水溶性營養素可能會從蔬菜的切面流失。

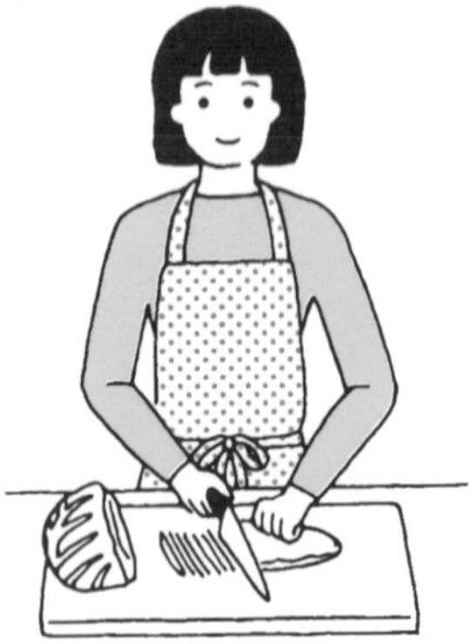

蔬菜要購買完整沒處理過的，
再自己切。

限制醣類的攝取　體寒　減肥

不要吃太多水果

有益身體的理由

- 水果所含的醣類比想像中多，不宜攝取過量。
- 一根香蕉就含有二十八・二克的醣類，相當於七顆左右的方糖。
- 原產自熱帶的水果，多數會造成體寒。

醣類含量較少的水果

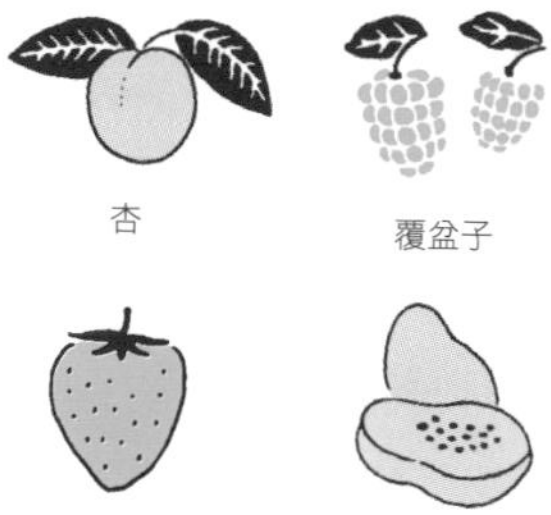

杏　覆盆子　草莓　木瓜

此外，酪梨、葡萄柚、藍莓等的醣類含量也較少。要吃水果，請盡量選擇以上這些。

限制醣類的攝取 減肥 便祕 美肌 偏食

零嘴要選擇核桃、花生等堅果類

有益身體的理由

- 醣類含量少，並含有蛋白質、維生素、礦物質等，整體營養價值較高。
- 堅果所含的脂肪，是有益身體的不飽和脂肪酸，能減少身體中的壞膽固醇。
- 含豐富的食物纖維，有助排便順暢。

只吃甜食當零嘴，當心醣類攝取過量，造成體寒！另外，代謝會變差，體重也會增加。

堅果富含維生素，有益肌膚。以杏仁來說，一天攝取量以25公克左右為宜。細嚼慢嚥能避免吃太多。

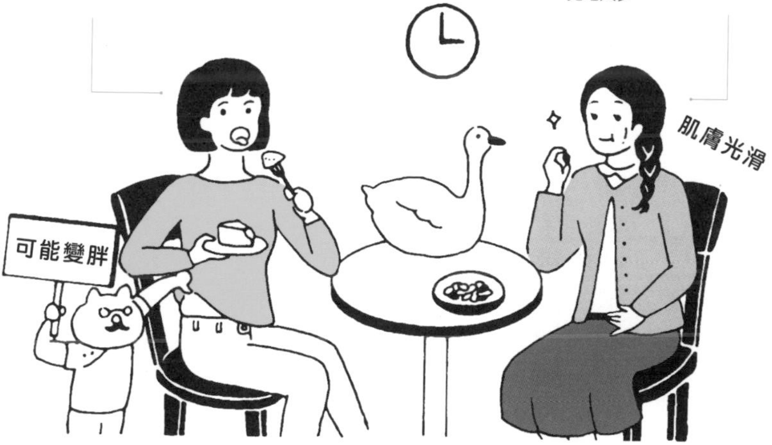

堅果的挑選方式

- 選擇無鹽的。
- 多吃幾種堅果，能攝取均衡的營養素。
- 不知道該吃哪種時，就吃核桃。

堅果的最佳選擇是核桃

每一顆杏仁、無花果、核桃等堅果的成分，有50～60％是脂肪。這個數字會讓人有點害怕該不該吃，但**堅果所含的脂肪，是有益身體的不飽和脂肪酸**，亦即含有能減少壞膽固醇、可預防糖尿病的omega-3系的脂肪酸。

而**堅果中含有最理想脂肪酸的，則是核桃**。核桃除了有優質脂肪外，還有食物纖維、蛋白質、維生素、礦物質等有益身體的許多營養素。和其他堅果不同，烘烤過後，營養價值還會提升。

不要以甜食當作零食、攝取醣類，而是改吃營養價值高的核桃或杏仁吧。只不過，要是吃太多容易長青春痘或變胖。以核桃來說，一天最好吃25公克，也就是一個半手掌的量。

便祕　美肌　偏食

根菜類及海藻，有助消除便祕

有益身體的理由

- 根菜類含有豐富食物纖維，有助消除便祕。
但因為是不溶性的食物纖維，
請和水分一起攝取。
- 海藻是水溶性食物纖維，
能軟化糞便使之容易排出。
- 攝取食物纖維的最佳比例是「不溶性2：水溶性1」。

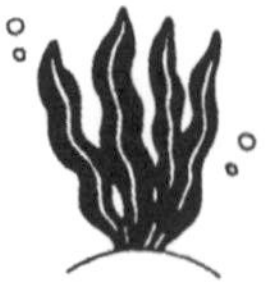

含有豐富水溶性食物纖維的食材。
如：海帶芽、昆布等

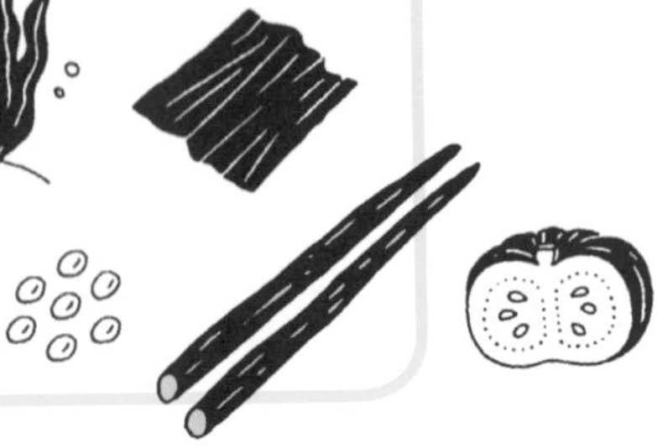

含有豐富不溶性食物纖維的食材。
如：豆類、牛蒡、南瓜、菇類等

腸胃不適 便祕 防癌 偏食

喝用滑菇或金針菇煮的味噌湯

有益身體的理由

- 滑菇和金針菇富含食物纖維，能消除便祕、防癌及抗癌。
- 味噌是發酵食品，能調整腸道環境。溫熱的湯汁則不會造成腸胃負擔。
- 由於加水煮成，所以食材流出的營養素也能從湯汁中攝取。

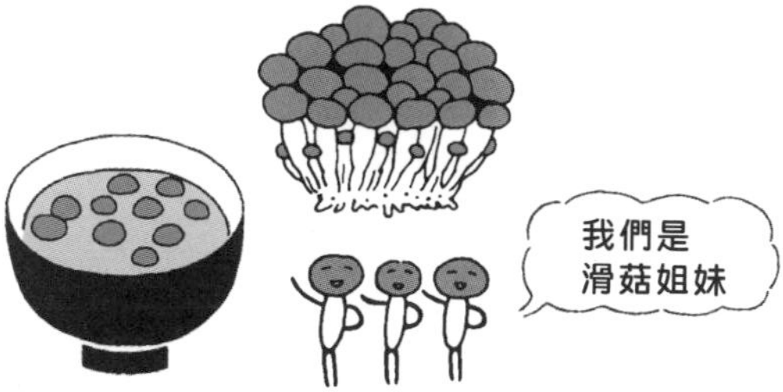

頭痛

有頭痛煩惱時，可試著不吃巧克力、紅酒、起司

有益身體的理由

● 巧克力、紅酒、起司所含的酪胺（tyramine）會造成血管收縮，誘發偏頭痛。

避免攝取含酪胺的食物，可預防頭痛。

避免頭痛的方法

作息規律

週末不賴床。再者，睡眠不足也會引發頭痛，請保持規律的生活節奏。

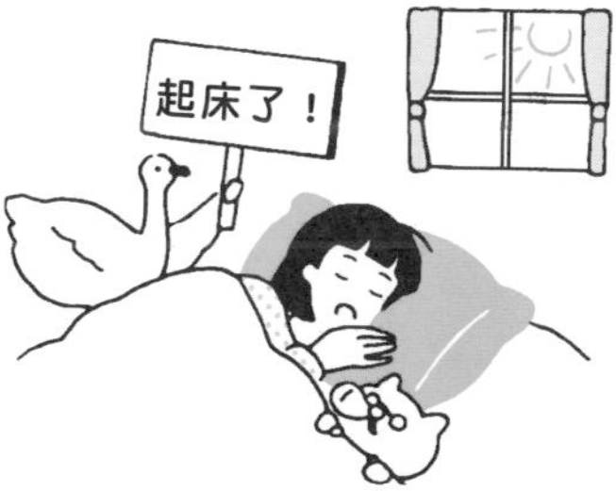

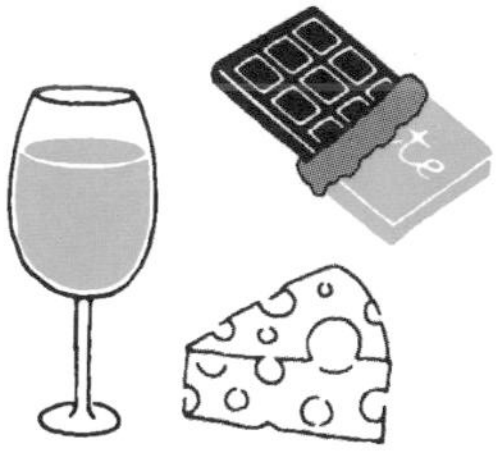

不吃會誘發頭痛的食物

避免巧克力、紅酒、起司等會引發頭痛的食物。另外，酒精會造成血管擴張，使頭痛加劇，須留意。

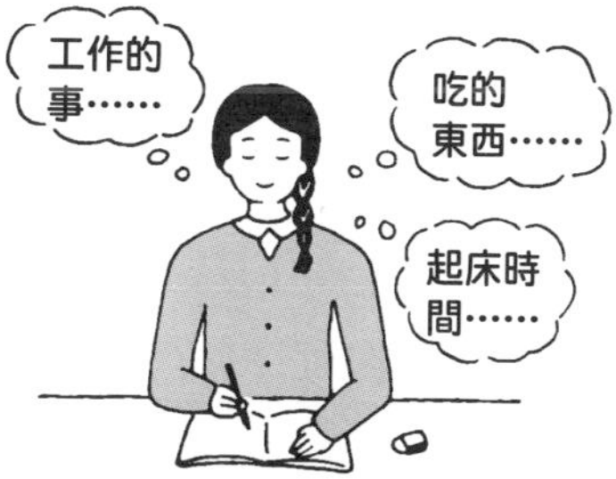

寫頭痛日記

將「哪一天、什麼時候、什麼樣的頭痛」記錄下來，以了解在什麼情境下會頭痛。知道頭痛發生的時機，就能設法避免。

避免含有酪胺與多酚的食物

頭痛的症狀和起因很多。這裡所說的頭痛，不是由於腦瘤或蜘蛛網膜下腔出血引發的急性頭痛，而是慢性頭痛。

慢性頭痛大略可分兩種，一種是「偏頭痛」，為腦血管擴張引發的頭痛，另一種是「緊張性頭痛」，是頭部周圍的肌肉因緊張造成的疼痛。尤其是偏頭痛，應該都有什麼誘發的原因。可能是陽光，或香水味道，雖然可能不是每次都一樣，但由於食物引發頭痛的情況也很多。

尤其是巧克力、紅酒和起司，由於含有致使血管收縮的酪胺，可能誘發頭痛或使之惡化。請依自己當天的身體情況，決定要不要吃這些食物。

頭痛時，請阻斷光線或造成頭痛的刺激，在陰暗安靜的地方躺著休息。

皺紋　皮膚鬆弛　美肌

皮膚鬆弛是由於缺乏蛋白質

有益身體的理由

- **蛋白質是形成肌肉的重要營養素**，一旦不足，皮膚就會缺乏彈性。
- **膠原蛋白也是蛋白質的一種**，缺少的話，會造成皺紋及皮膚鬆弛。身體要合成膠原蛋白需要維生素C，請勤加補充。

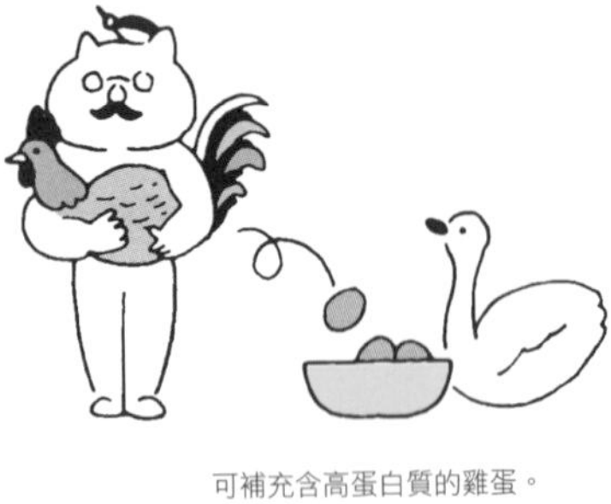

可補充含高蛋白質的雞蛋。

關節痛 四肢發麻 體寒

關節疼痛時，要避免吃茄科蔬菜

有益身體的理由

- 茄科蔬菜所含的生物鹼會引發關節痛或四肢發麻。
- 從中醫觀點來看，茄科蔬菜會造成體寒。
- 日本有「秋茄不給媳婦吃」這樣的俗語。

※這句日本俗語的意思是，秋茄會致使體寒、不易受孕，所以不宜給媳婦吃。

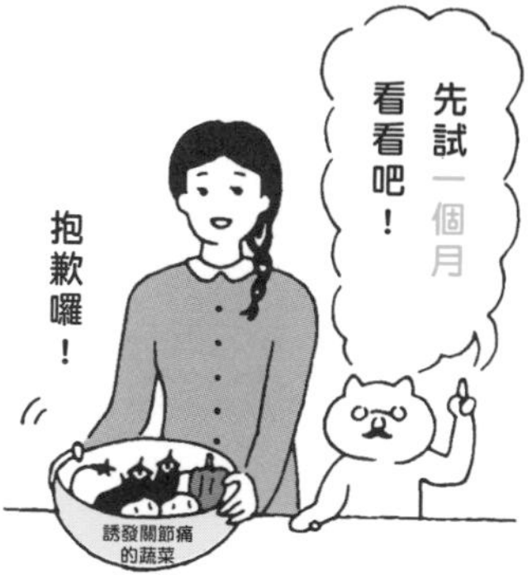

代表性的茄科蔬菜有茄子、番茄、馬鈴薯、青椒、紅辣椒等。

使用初榨橄欖油

動脈硬化　心肌梗塞　抗老

有益身體的理由

● 橄欖油所含的油酸，可降低壞膽固醇，因此能預防動脈硬化、心肌梗塞。事實上，以橄欖油為主要用油的地中海沿岸地區國家的居民，因心臟疾病過世的比率很低。

初榨橄欖油是尚未經過化學處理、直接從果實榨出的油，風味絕佳，適合直接使用。

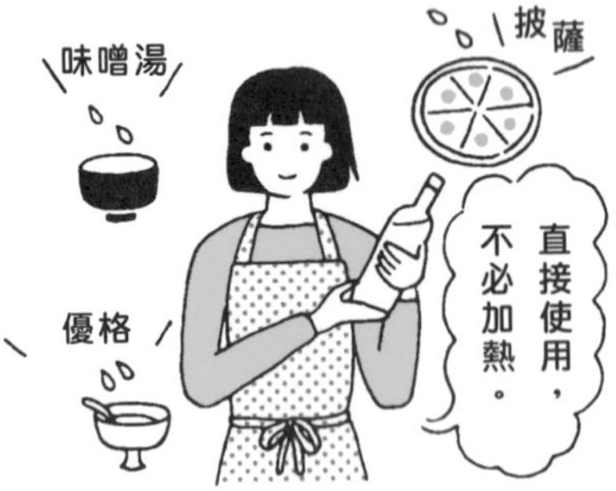

動脈硬化 心肌梗塞 抗老

使用omega-3家族的亞麻仁油及荏胡麻油

有益身體的理由

● 亞麻仁油及荏胡麻油，含有omega-3家族不飽和脂肪酸的α-亞麻油酸。α-亞麻油酸能改善血流運行、預防血栓，讓血液變得清澈。

不耐熱，直接淋在食物上即可。

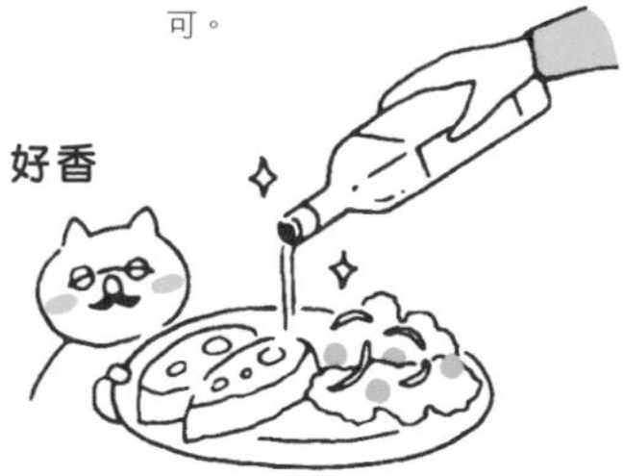

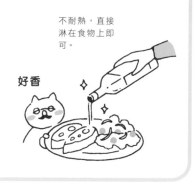

動脈硬化　心肌梗塞

用奶油取代人造奶油

有益身體的理由

- 人造奶油所含的人工反式脂肪，會造成壞膽固醇增加。
- 換成奶油，可避免因動脈硬化造成的心臟疾病。
- 加工食品及市售食物中，都可能使用人造奶油或酥油。請確認食品標示，盡可能避免。

如何避開反式脂肪？

確認成分標示
人造奶油 ✕
酥油 ✕
加工油脂必須要留意！

確認零食及加工食品的成分標示，檢視是否含有人造奶油或酥油。如果有「加工油脂」等字眼，就很可能有使用，須注意。

看起來好好吃！

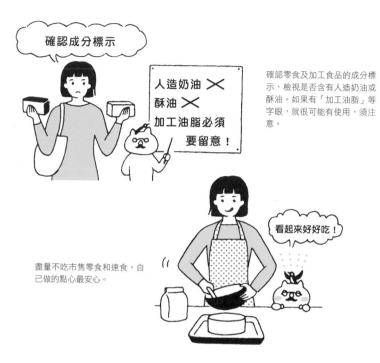

盡量不吃市售零食和速食，自己做的點心最安心。

不要被「植物性」的字眼給騙了

只要說到「植物性」，就會讓人誤以為一定對身體有益，但「植物性油脂」可是完全相反。人造奶油，原本是用來替代價格昂貴的奶油。奶油來自天然的動物性脂肪，人造奶油則是植物性脂肪添加氫製成的人工油脂。由於成本低廉，因此很方便使用於料理中，但植物性脂肪所含的反式脂肪會增加體內的壞膽固醇，提高由於動脈硬化造成的心臟疾病風險。

很多國家目前都傾向禁用反式脂肪，美國也將從二〇一八年起禁止使用於食品中。相對之下，日本的反應未免太慢。

跟人造奶油一樣要注意的是酥油。外面賣的炸薯條，如果放涼後還保有酥脆口感，就可以合理懷疑有使用酥油。尤其速食以及市售的零食要特別留意。

生理痛

生理期謝絕巧克力、起司、咖啡

有益身體的理由

- 生理期要**避免食用含酪胺的食物**，以免造成血管及子宮收縮。
- **咖啡因會導致體寒**，生理期尤其要避免身體變冷，所以不宜食用。

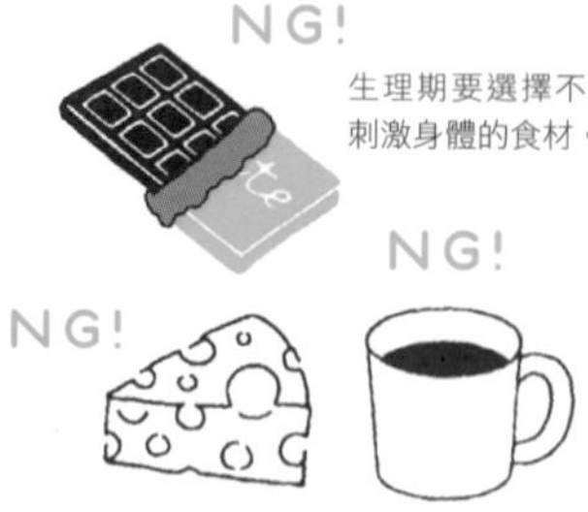

生理期要選擇不會刺激身體的食材。

體寒 腸胃不適 放鬆 排毒

剛嘗試喝花草茶的人可從洋甘菊茶和薄荷茶開始

有益身體的理由

- 咖啡因利尿，會讓身體排出水分而變冷。**花草茶不含咖啡因**，最適合預防體寒。
- **沒喝過花草茶的人，喝洋甘菊、薄荷等的複方花草茶比較喝得習慣**，加入檸檬或蜂蜜，喝起來更順口。

如果這兩種花草茶喝不習慣，就另外選擇香氣和口味自己喜歡且喝起來順口的。

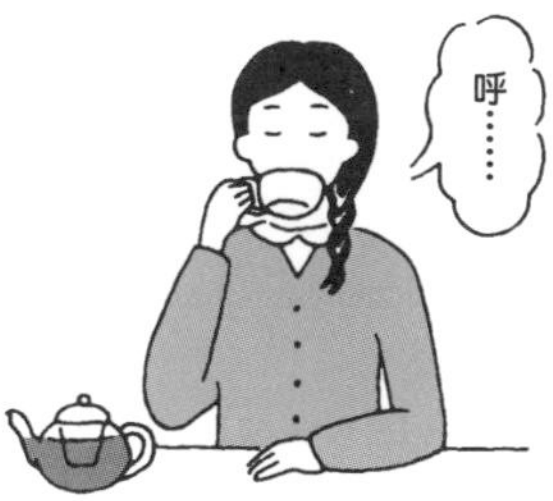

便祕 動脈硬化

飲用水選擇屬於硬水的礦泉水

有益身體的理由

- 自來水中所含的氯，也是造成身體不適的原因。
- 屬於硬水的礦泉水，含有許多日本人普遍缺乏的礦物質。
- 硬水中也含有鎂，能有效改善便祕。

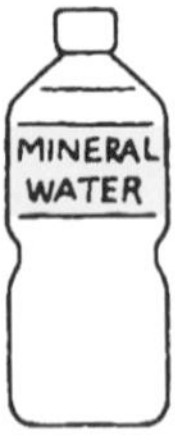

看懂礦泉水的標籤

❶品名：天然礦泉水
❷原料名：水（礦泉水）
❸原產國：〇〇
❹採水地：〇〇
❺殺菌方法：無殺（除）菌
❻有限期限：請見容器標示

❼營養成分（每100ml）
鈉　0.94mg
鈣　46.8mg
鎂　7.45mg
鉀　0.28mg

❽硬度　約1468mg／ℓ（硬水）
❾pH值　7.4

❶
- 品名／商品種類
- 天然水
取用特定水源的地下水，經沉澱、過濾、加熱殺菌而成。
- 天然礦泉水
取用特定水源的地下水，其中含礦物質成分，只經過沉澱、過濾、加熱殺菌而成。
- 礦泉水
取用特定水源的地下水，其中含礦物質成分，除了沉澱、過濾、加熱殺菌，另外還經過混合天然水、調整礦物質成分、曝氣（在水中加入空氣）等處理。
- 瓶裝水
可飲用的水裝瓶而成。

❷ 標示出原料是哪種水。

❸ 標示出製造國名。

❹ 水的取用來源。

❺ 主要殺菌方式為「加熱殺菌」「臭氧殺菌」「紫外線殺菌」。產自歐洲國家的礦泉水多半未經殺菌。

❻ 在未開封下可維持品質的期限。

❼ 水中的成分與含量，幾乎都是標示這四者。

❽ 鎂和鈣的含量。一般來說，數值愈低愈順口，愈高則表示礦物質愈豐富。一般分為「軟水」「中硬水」「硬水」。

❾ pH值／酸鹼性
標示出水質比較趨近酸性或鹼性。「7.0以下＝酸性」「7.0＝中性」「7.1以上＝鹼性」。

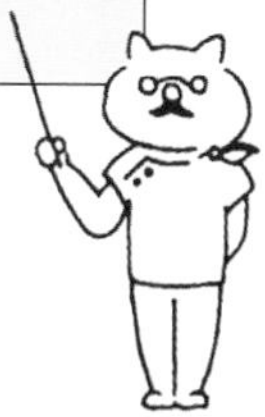

礦泉水的種類很多

水的硬度，決定於鈣及鎂的含量，每公升的含量低於一百毫克為「軟水」、一百零一～三百毫克為「中硬水」、三百零一毫克以上為「硬水」。日本的水源含較少礦物質，幾乎都是軟水。

礦泉水中含有鈣、鎂、鈉、鉀等礦物質。日本人由於普遍缺乏礦物質，最好盡量喝硬度較高的水，但有些人會覺得這種水喝起來很不順口。那也不必勉強，而是多聽聽身體的聲音做選擇。

也可以根據身體狀況選擇礦泉水種類。早上喝含鎂量豐富的水可促進排便，如果水中加有碳酸，則能消除疲勞、促進血流順暢，也能有效改善體寒。

一天所需的飲水量為一・五公升，夏季或是大量流汗時，一天就應該要喝到兩公升。

限制醣類的攝取 過敏 減肥 偏食

記錄自己吃的食物

有益身體的理由

- 記錄每餐吃的食物、客觀檢視，可藉此察覺營養不均衡的情況。
- 食物也可能是造成身體不適及過敏的原因，做記錄有助改善及預防。
- 將醣類的攝取量也記錄下來，就能意識到自己暴飲暴食的情況，有助減肥。

來寫飲食日記！

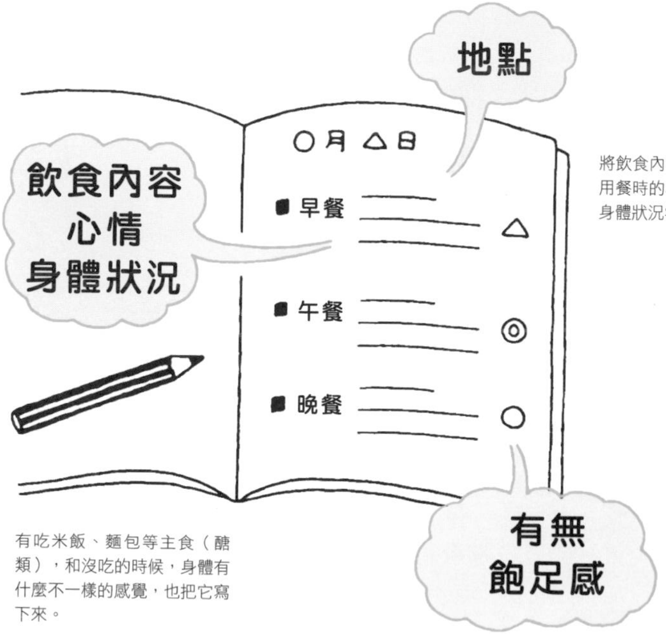

將飲食內容、用餐地點、用餐時的心情、用餐後的身體狀況等記錄下來。

有吃米飯、麵包等主食（醣類），和沒吃的時候，身體有什麼不一樣的感覺，也把它寫下來。

可藉此調整飲食

把每天吃什麼記錄下來，之後要檢視及調整飲食就很方便，可藉此了解自己什麼吃太多、什麼吃太少，有何問題。比方說，如果是「早餐：白飯和味噌湯」「午餐：肉醬義大利麵」「晚餐：豚骨拉麵」，就會發現自己的飲食太偏醣類，而意識到不能光吃主食，也要加些肉類或蔬菜。再者，如果飯後常過敏或身體不適，要找出會導致身體出狀況的食物時，做紀錄也很重要。

做紀錄時，除了飲食內容外，也要記下「用餐地點」「用餐時的心情」等。如果發現自己就是會在某家店買甜點，就可以避免經過那家店。再者，要是知道自己會在壓力下狂吃，就要記住用其他方式抒壓，而不是大吃大喝。想搞清楚暴飲暴食的原因，做飲食紀錄也有幫助。

吃一口食物要嚼三十下

美肌 小臉 腸胃不適 減肥

有益身體的理由

- 充分咀嚼會讓大腦產生「已經吃很多」的錯覺，產生飽足感。
- 充分咀嚼，會將醣類和澱粉分解為身體易吸收的形式，不會對腸胃造成負擔。
- 臉部肌肉也能運動到，變得緊實。

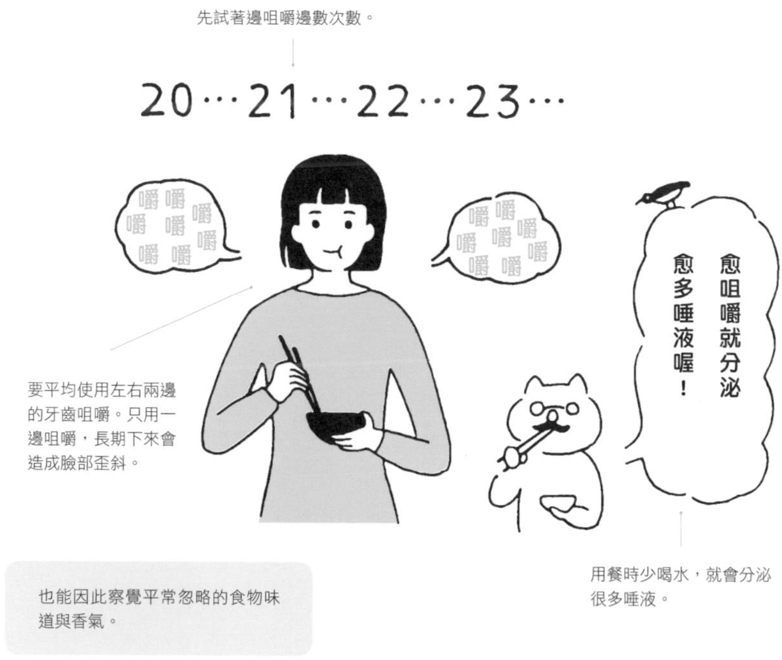
先試著邊咀嚼邊數次數。
20…21…22…23…
嚼嚼嚼嚼嚼嚼嚼嚼
嚼嚼嚼嚼嚼嚼嚼嚼嚼
愈咀嚼就分泌愈多唾液喔！
要平均使用左右兩邊的牙齒咀嚼。只用一邊咀嚼，長期下來會造成臉部歪斜。
用餐時少喝水，就會分泌很多唾液。
也能因此察覺平常忽略的食物味道與香氣。

充分咀嚼能分泌出有益美容的唾液成分

或許是因為口感柔軟的食品變多，據說現代人咀嚼的次數愈來愈少。請試著在用餐時邊咀嚼邊數，每一口都嚼三十下。是不是比你想的更不花時間？你就可以知道自己平常吃飯時，有多麼沒有好好咀嚼。只要充分咀嚼，少量食物就能帶來滿足感，所以也有減肥之效。

充分咀嚼，口中會大量分泌唾液，其中也含有具美容功效的成分。一個是腮腺分泌的唾液中所含的荷爾蒙「腮腺素」。腮腺素是治療白內障及更年期障礙的藥物會使用的成分，也能預防黑斑和皺紋。另一個成分是表皮生長因子（EGF），它是一種蛋白質，能促進皮膚細胞再生。

進食時，每一口最少咀嚼三十下，希望有顯著效果的話，則可以咀嚼五十下以上。多次咀嚼也能運動臉部肌肉，消除皺紋、緊緻皮膚，臉也會變小喔。

用餐的順序應該是蔬菜↓其他配菜↓主食

有益身體的理由

- 還沒吃含大量醣類的主食（白飯等）前已經覺得飽。如此能減少主食的攝取量，有助減肥。
- 蔬菜所含的食物纖維能減緩醣類、脂肪、膽固醇的消化吸收。這種進食順序相較於從主食開始吃的吃法，比較能避免血糖值急速上升。

用餐要注意順序！

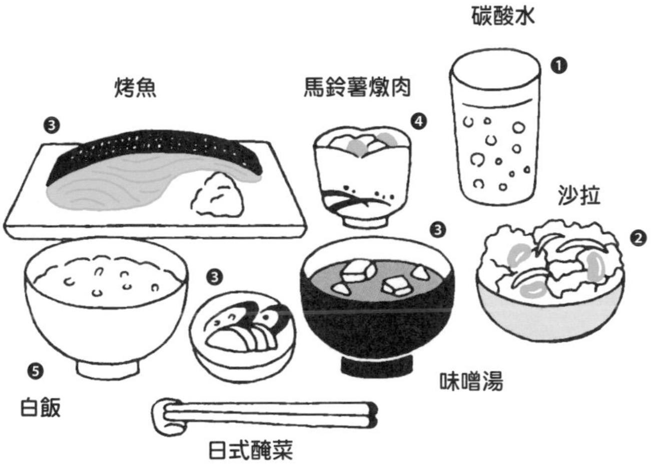

❶ 先喝碳酸水，能讓肚子產生飽脹感，避免吃太多。

❷ 吃蔬菜。食物纖維能避免血糖值急速上升。

❸ 吃完蔬菜再吃烤魚、味噌湯、日式醃菜等喜歡的配菜。

❹ 薯類及根菜類的醣類含量高，吃法要跟主食一樣，最後再吃。

❺ 最後吃白飯等主食，不必勉強自己一定要吃完。在外用餐時，可請店家減少飯量。

將主食擺在最後可避免血糖值上升

空腹時，如果先吃含有醣類的主食（白飯、麵包等），血糖值就會急速飆升。這是造成肥胖的元凶。要避免這種情況，就不要先吃主食，而是從沙拉或燉菜等蔬菜類的菜餚先吃。蔬菜的食物纖維會慢慢吸收醣類，因此能避免血糖值急速上升。吃完蔬菜後，餐桌上如果有不含醣類的配菜，可以盡量吃自己喜歡吃的。最好是吃肉或魚以攝取優質蛋白質。

照這順序吃，就會演變成「最後的白飯會吃不完」的狀況，這樣就對了。雖然是主食，但沒有人規定一定要吃很多才行。也可以在盛飯或點餐時就直接將飯量減半。

要特別注意的是薯類的配菜。由於地瓜、馬鈴薯等含大量醣類，請跟主食一樣留到最後再吃。

減肥　腸胃不適　自律神經失調　注意力不集中

試著實況轉播用餐過程

有益身體的理由

- 這麼做能將注意力放在用餐上，可確實品嘗食物滋味，味覺也會變得敏銳。
- 吃飯速度變慢，不會有吃太快或吃太多的問題。

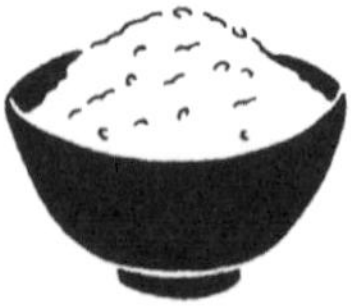

先試著在吃白飯時這麼做

❷入口前，先聞一下香氣。

❸邊品嘗，邊咀嚼，或許會吃到不同於平常的滋味。

❹感覺到口中正在分泌唾液，持續咀嚼。

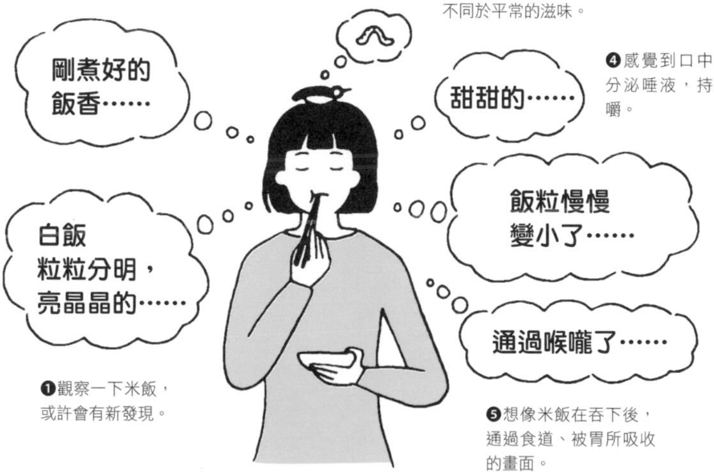
剛煮好的
飯香……
甜甜的……
白飯
粒粒分明，
亮晶晶的……
飯粒慢慢
變小了……
通過喉嚨了……

❶觀察一下米飯，或許會有新發現。

❺想像米飯在吞下後，通過食道、被胃所吸收的畫面。

專心用餐能帶來健康

你是不是經常邊做什麼事邊吃東西？像是上網、看書、看電視，又或者是邊工作邊快快進食。這種吃法自然無法充分咀嚼。只是機械式地將食物送進口中，實在對健康無益。

先從一餐開始，吃飯的同時，在內心實況轉播自己吃飯的過程。

「味噌湯好香」「夾了塊日式醃菜送進口中，口感好脆」，就像這樣請一邊確認每個動作，用五感來進食，體會吃進口中的食物變成自己的骨頭和肉的感覺。多花點時間用餐，也能獲得比較大的滿足感，避免吃太多。也有人因此改善偏食習慣，覺得食物變得更美味了。最重要的是，心情能平靜下來。

進食是生存不可或缺的一環，請多花時間用心面對。

打嗝 放屁 脹氣 注意力不集中

經常打嗝或放屁，就要避免吃太快，或是邊吃邊說話

有益身體的理由

● 經常打嗝或放屁，有可能是因為用餐時**吃進多餘的空氣**。

● 慢慢進食、專注用餐，就不會把空氣一起吃下肚。

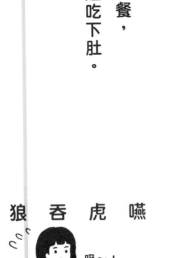

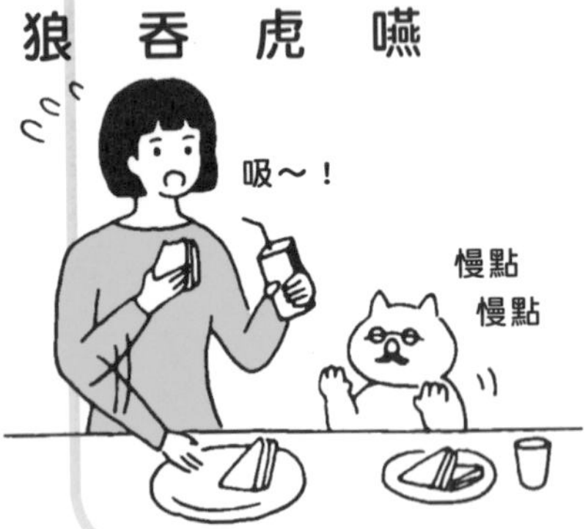

眼睛疲勞 視力變差

眼睛疲勞可吃藍莓

有益身體的理由

- 藍莓所含的多酚及紫色色素的來源花青素，能有效消除眼睛疲勞。
- 攝取後能發揮二到四小時效果。由於無法持續，所以最好藉由營養補充品每天補充。

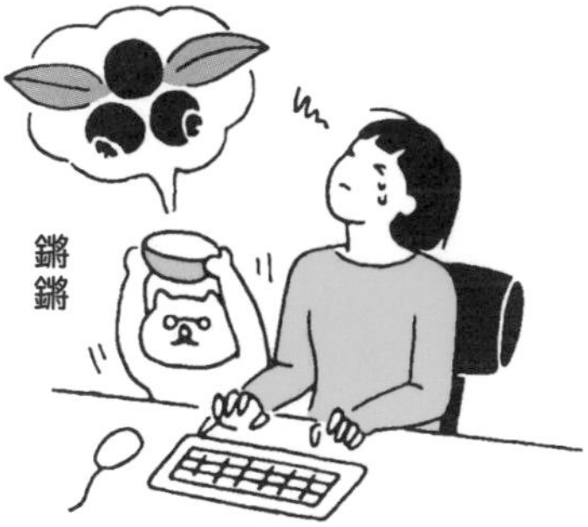

白天會使用電腦等3C產品的人，要服用有益眼睛的營養補充品。

食慾不振　腸胃不適　脹氣　慢性疲勞

沒有食慾就不要勉強進食

有益身體的理由

- 勉強進食，會造成腸胃壓力，引起消化不良。
- 「吃太多」「食量變小」等與食慾有關的煩惱，都是身體出狀況的證據。請檢視一下自己的身心狀態。

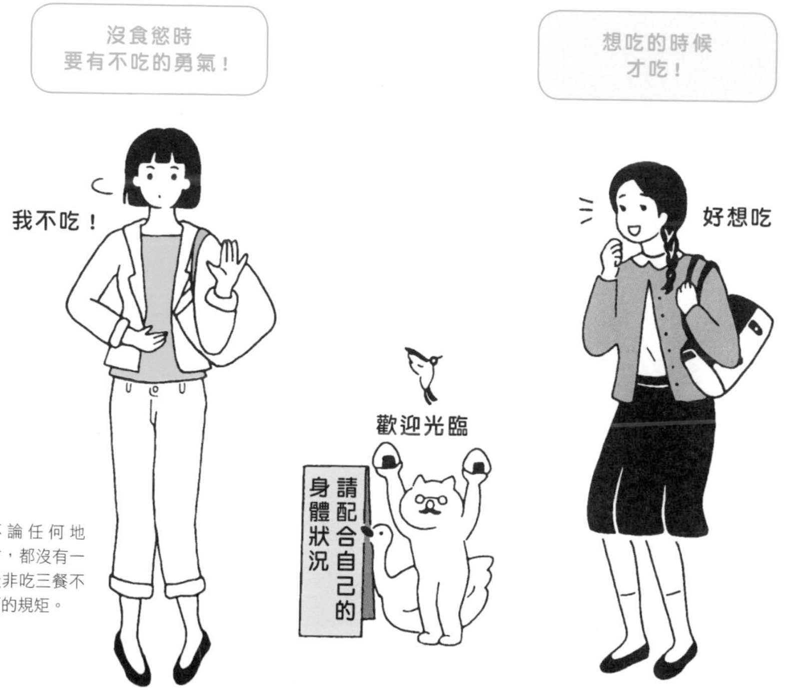
沒食慾時
要有不吃的勇氣！
我不吃！
想吃的時候
才吃！
好想吃
歡迎光臨
請配合自己的身體狀況

不論任何地方，都沒有一天非吃三餐不可的規矩。

不過，為避免脫水，要喝溫熱的飲品補充水分。

不要馬上拿起食物，沒食慾就沒必要吃。

沒食慾 就等到有食慾再吃

提倡自然療法的德國醫學教授喬瑟夫・以色斯（Josef M. Issels）說過：「世界上有兩位名醫——食慾不振和發燒。」這句話的意思是，當吃不下或發燒時，表示身體正在靠自己的力量恢復。比如感冒時食慾不振，是因為身體要保留進食所須耗費的能量，以擊退病毒。吃不下，身體也會更快恢復正常。「不吃東西就沒精神」「多少吃一點，生病才會快好」，諸如此類想法也是一種迷思。如果覺得「今天比平常疲倦」，不妨試著省略幾餐，如此就能發現疲勞感很快消失不見。

沒食慾不必勉強進食，因為那或許是身體傳達出的訊息：吃不下，是由於腸胃變弱。等待真的有空腹感再吃，也是很重要的事。

減肥　排毒　便祕　皮膚粗糙　察覺身體狀態

嘗試短期斷食

有益身體的理由

- 斷食能重整腸道環境、**提升內臟的代謝**，讓內臟變得健康。
- 內臟的代謝功能變好，**也能改善皮膚粗糙的狀況**。
- **了解食物的可貴**。

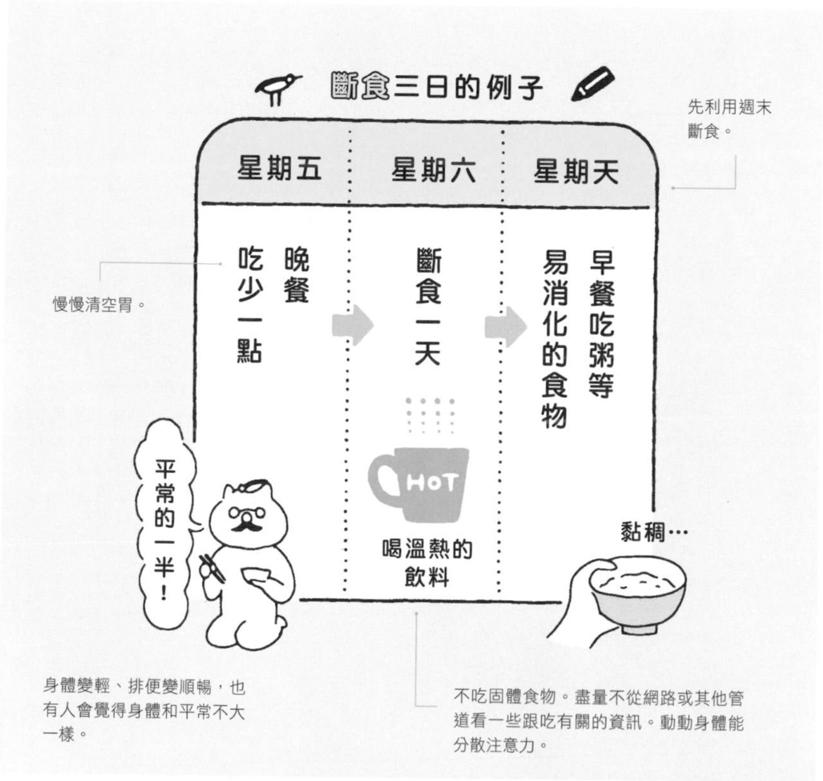
斷食三日的例子
星期五
星期六
星期天
晚餐吃少一點
斷食一天
早餐吃粥等易消化的食物
HOT
喝溫熱的飲料
平常的一半！
黏稠…
先利用週末斷食。
慢慢清空胃。
身體變輕、排便變順暢，也有人會覺得身體和平常不大一樣。
不吃固體食物。盡量不從網路或其他管道看一些跟吃有關的資訊。動動身體能分散注意力。

重整腸道環境 增加好菌

在每天持續進食下，我們的內臟其實已經很疲憊。你要不要藉由短期斷食讓它休息一下？這麼做能重整腸道環境、增加好菌。也就是說，什麼都不吃，反倒能刺激腸道蠕動，提升排泄功能。堆積在體內的老廢物質及食物渣滓，會以糞便的形式排出體外，皮膚狀況也會變好。

有機會思考飲食的意義

斷食並不會讓人因為肚子餓而沒力氣活動，反倒會感覺身體變得輕盈。再者，除了體內變乾淨外，也是改變飲食迷思的一個機會，能意識到自己其實受到一些飲食習慣的束縛，像是「每天應該都要吃三餐」「一定要從食物中攝取營養」等。另外，味覺和嗅覺也會變得靈敏，更能體會飲食這件事的意義。

第4章 動

改善氣血不通的健康祕訣

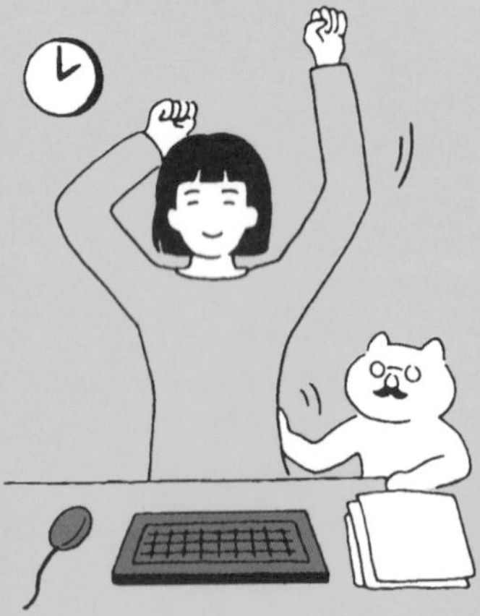

運動雖然有益身體，

但如果每天都是做同樣的動作，沒什麼意義，

做各種不同的動作，

才能通筋活血。

因此，重點是要清楚知道

自己平常較少活動哪些身體部位。

本章將介紹工作空檔或睡前等

任何時候都能做的簡單動作。

自律神經失調 失眠 憂鬱 轉換心情

早上曬一曬太陽

有益身體的理由

- 早上曬一曬太陽，能讓身心進入活動狀態。
- 緩和負面情緒，提升幸福感。
- 早上曬過太陽後，晚上身體會分泌有助睡眠的「褪黑激素」，得以有個好眠。

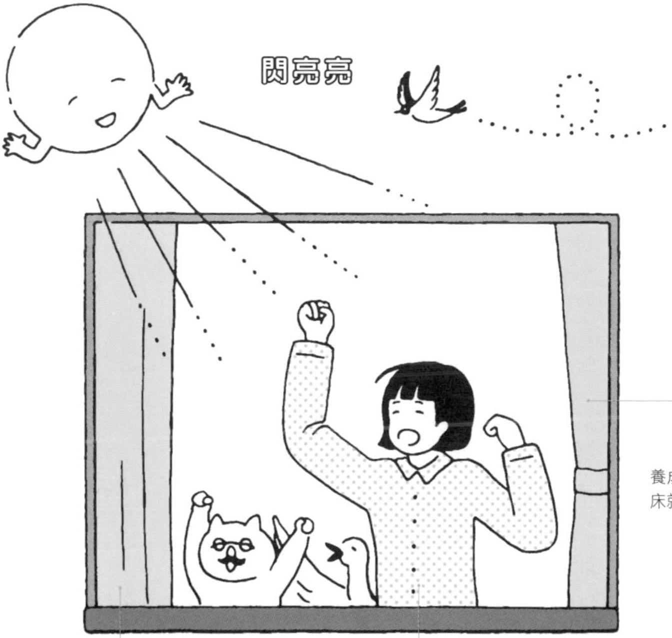
閃亮亮
養成習慣，一起床就拉開窗簾。
不要使用遮光窗簾。
全身沐浴在陽光下。想像太陽的能量滲入自己身體的畫面。

陽光能調整生理時鐘

內臟或血管這些我們無法透過意識去運作的部分，全部都是由自律神經控制。因此，自律神經若失調，問題就大了，會出現如體寒、食慾不振、失眠、生理痛等各種不適症狀。當覺得身體狀況不太好時，可以懷疑是不是因為自律神經失調。

如果有自律神經失調的情況，可先調整一下生理時鐘。想調整生理時鐘，作息當然必須規律，早上起床後還要好好曬一下太陽。起床後曬曬太陽，待夜晚來臨時，身體就會分泌幫助睡眠的褪黑激素，讓身體進入睡眠模式。因為陽光在生理時鐘的規律運作上，扮演十分重要的角色。

必須注意的是，如果用遮光窗簾擋住陽光，就會致使褪黑激素分泌的節奏大亂，身體搞不清楚是白天或夜晚。

健康管理 口臭

每天早上照鏡子確認舌頭的狀態

有益身體的理由

- 舌頭的顏色、大小、厚薄、舌苔等會因身體狀態改變，透過舌頭，可了解自己的健康狀態。
- 只要每天早上持之以恆，就能更容易察覺身體狀態的改變。

舌頭狀態檢查表

顏色	紫色 → 血液循環差	穴道MEMO 合谷、太衝
	顏色較淡 → 有貧血傾向	穴道MEMO 太衝、膈俞
大小、厚薄	有齒痕 → 水腫、疲勞	穴道MEMO 豐隆、公孫
	小而薄 → 營養不良、水分不足	穴道MEMO 太白、足三里
舌苔	白色 → 腸胃弱、攝取太多醣類	穴道MEMO 大椎、命門
	黃色 → 體內燥熱、吃太多、胃炎、感冒	穴道MEMO 內庭、曲池、支溝

理想的舌頭狀態

- 呈粉紅～淡紅色。
- 厚薄適中，正中央鼓起，有適度彈性。
- 稍微有點舌苔。
- 中醫稱此為「淡紅舌、薄白苔」。

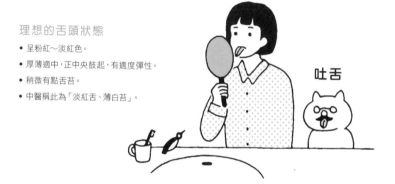

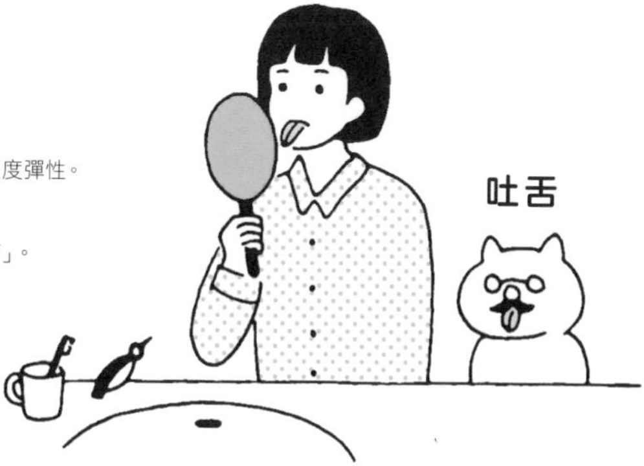

舌苔是口臭的原因

看病時，你有沒有遇過醫生請你伸出舌頭讓他確認的經驗？這在中醫稱為「舌診」，亦即藉由舌頭的狀態診斷內臟健康與否。舌頭的狀態可從顏色、大小、厚薄、舌苔來確認，其中女性要特別留意的是舌苔。舌苔是食物渣滓及口中細菌堆積所形成，也是口臭的主因。

如果舌頭表面只有一層薄薄的白色，表示身體健康，但要是如同長出青苔般，出現又厚又密的一層舌苔，或呈黃色，表示身體狀態有異。舌苔為白色，表示攝取太多醣類，導致體寒，須控制醣類的攝取量。舌苔呈黃色，表示胃中積熱，請減少食量，讓胃休息。

只要注意飲食，舌頭的狀態就會變好。很在意舌苔的人也可以使用舌刷去除。不過，為避免傷害舌頭黏膜，每天起床時刷一次即可，注意不要刷過頭而傷到舌頭。

牙周病 口臭 健康管理

早上起床後漱口

有益身體的理由

- 清除睡覺時口中大量孳生的細菌，可預防感冒及口臭。
- 也能簡單清除牙周的細菌及齒垢，預防牙周病。

正確的漱口方式

① 準備一杯清水或溫開水。

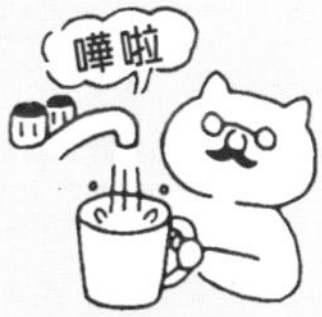

② 含一口清水（溫開水），臉朝前方，像是讓水在口腔內滾動般動動嘴。

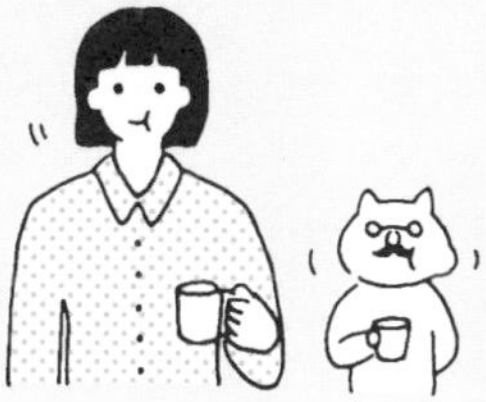

③ 再含一口新的水，臉朝上方，一邊發出「啊」的聲音一邊漱口，並想像清潔喉嚨的畫面。

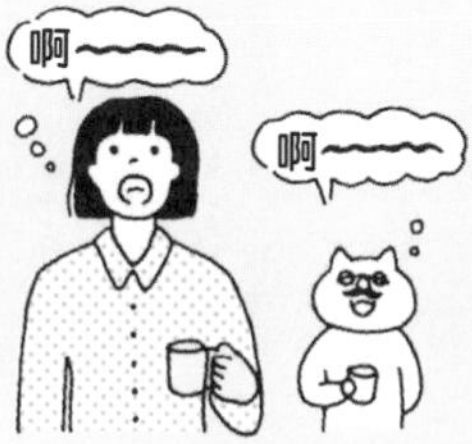

睡覺時口中的細菌會繁殖

不是只有從外頭回到家及吃完東西後才須漱口。剛起床時，我們的口中也不太乾淨，必須漱漱口。

早上起床時，你是不是會覺得嘴裡黏黏的，而且有異味？這是由於睡覺時唾液分泌量減少，造成細菌繁殖，是任何人都會有的狀況。據說我們口中有一百甚至兩百種的細菌，繁殖後數量更是可觀。

請養成習慣，每天早上在吃早餐或喝東西前，先檢查一下舌頭（參考P.139）及漱口。

不用漱口水

漱口時使用清水或溫開水。身體健康時，請不必使用有強烈殺菌效果的漱口水。它不但會刺激喉嚨，還會殺死口內的好菌，造成反效果。

健康管理 生理期問題 不孕 減肥 婦女病 情緒不穩定

每天早上量體溫

有益身體的理由

- 知道自己的體溫，可確認女性荷爾蒙是否正常分泌，以掌握容易受孕的期間及生理期來的日子。
- 生理期結束到下次排卵期開始的這段時間，比較容易瘦，量體溫可以掌握最適合減肥的時間。

測量基礎體溫的正確方法

① 晚上睡覺時，先將體溫計放在枕邊。早上一醒來，就直接量體溫。請盡量在固定時間測量，數據才會比較正確。

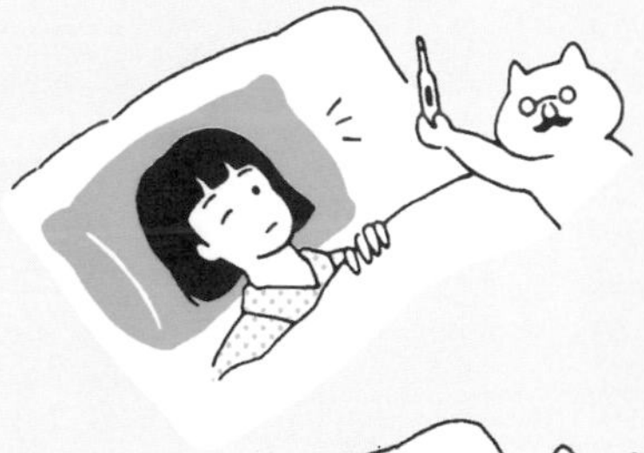

② 將體溫計放入口中，身體保持不動。

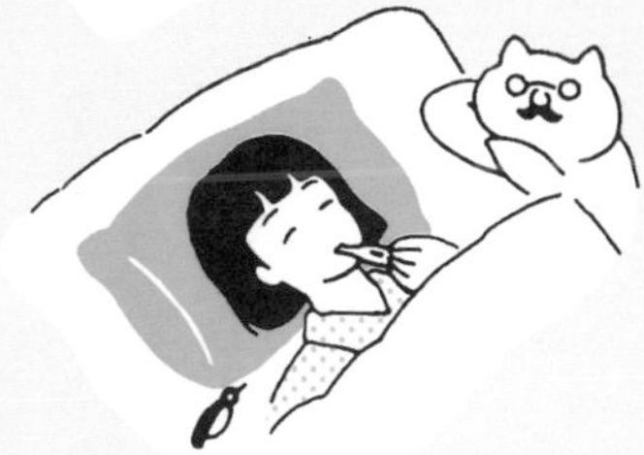

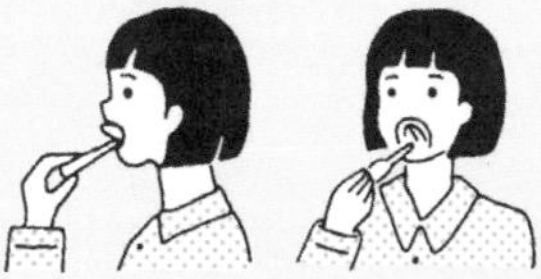

體溫計要置於舌下，貼住中間的舌筋。測量的重點是要好好握住體溫計，不讓它偏掉。

③ 確認體溫後，記在筆記本等固定的地方。

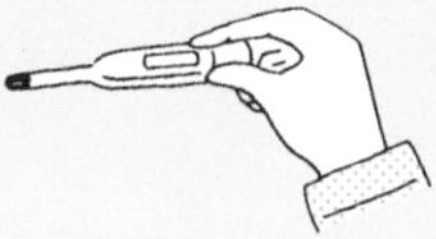

首先要掌握自己的體溫

健康女性的體溫有高溫期及低溫期。高溫期指的是排卵日到生理期開始，低溫期是生理期開始到下次的排卵日。高溫期約十二到十四天，與低溫期的體溫差了〇・三～〇・五度。只要持續記錄幾個月，就能掌握排卵期及生理期開始的日子。

再者，女性的身心狀態都會受荷爾蒙影響，就算現在不打算懷孕，藉由測量體溫以掌握身體變化也很重要。如此也能冷靜面對情緒的起伏。

低溫期是最佳減肥時機

從生理期開始到下次排卵期的低溫期，女性荷爾蒙雌激素的分泌量會增加，身體代謝速度變快，因此這時減肥比較能看到效果。相反的，從排卵日到生理期開始的高溫期，卵巢所分泌的女性荷爾蒙黃體素會讓身體為了懷孕做準備，變得容易堆積水分與脂肪，造成水腫，體重也會增加。因此，這時期的身體代謝慢，減肥也比較沒有效果。

健康管理 察覺身體狀態

觸摸身體，感覺身體

有益身體的理由

- 能察覺自己平常沒注意到的身體狀況。
- 實際觸摸身體，能客觀看出有什麼問題，像是皮膚好像比較乾、沒想到身體有點僵硬等。
- 能在症狀惡化前改善。

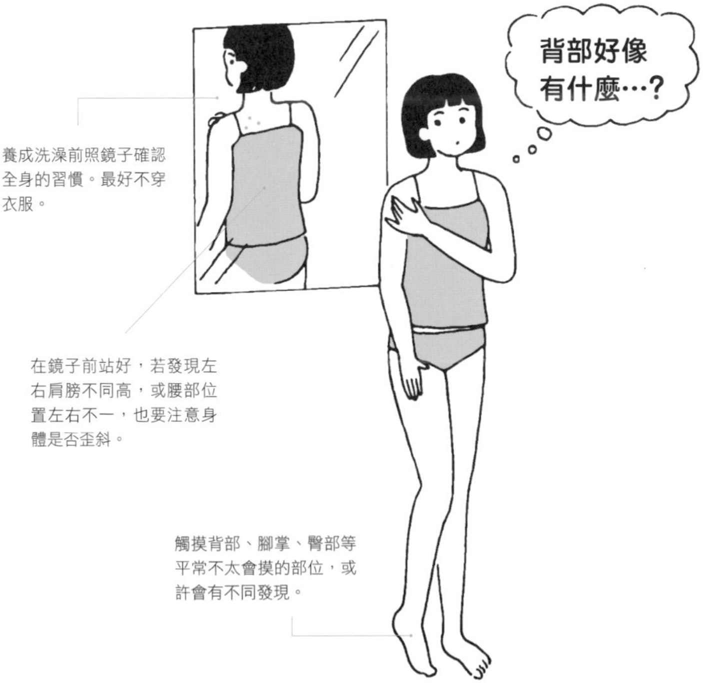
背部好像
有什麼…？
養成洗澡前照鏡子確認全身的習慣。最好不穿衣服。
在鏡子前站好，若發現左右肩膀不同高，或腰部位置左右不一，也要注意身體是否歪斜。
觸摸背部、腳掌、臀部等平常不太會摸的部位，或許會有不同發現。

健康沒有標準規則

很多人是不是身體一不舒服，就會直接上醫院或去整脊？雖然把健康交給專家沒錯，但平常就要了解自己的身體狀況。為了解身體狀況，首先要觸摸自己的身體。藉由觸摸能清楚發現哪裡有問題，像是最近變胖了、皮膚很乾燥等。持之以恆，自然能察覺身體狀況的改變。

此外，我們很容易拘泥於所謂的規則，像是「要按摩五次」「一天必須做三十分鐘」等，但每個人的身體都不一樣。所以，不應該只是遵循指示，**要重視自己的感覺**，比方說「做〇次好像比較適合我」「今天就至少做十分鐘吧」等，想像自己在跟身體對話。

要守護健康，得先靠自己做點什麼事，再藉助專家之力，如此力量就能提升好幾倍。**自己的身體自己照顧，這點很重要**。

健康管理

察覺身體狀態

寫健康日記

有益身體的理由

- 藉由記錄身體的變化，能思考自己過去、現在、未來的健康狀況。
- 清楚掌握自己吃的藥，可以確認用藥的飲食禁忌，以及是否重複服藥。
- 看診時，能告訴醫師正確的症狀。

留下身體的履歷！

◎ 體溫
能了解身體的生理節律，最好的方法，是p.143所介紹的記錄基礎體溫。

◎ 身體狀態
以滿分一百分來看，自己的狀態是幾分，把分數寫下來。用自己的標準來寫即可，也可以記錄心理的狀態。

◎ 生理期
生理期是否規律，是了解身體狀況的重要元素。很多時候，頭痛或其他不適症狀都跟生理期有關（荷爾蒙失調）。

◎ 服用的藥
可以知道自己在什麼時間點吃藥。吃了什麼營養補充品也要記錄下來。

◎ 有無排便
多久沒排便才算便祕，沒有明確的定義，但最好是每天排便。也要記錄下排便狀態。

◎ 睡眠狀態
睡得好不好、半夜有沒有醒來、有沒有熟睡、早上有沒有很早就醒來等，記下這些睡眠狀況。

◎ 有無頭痛
很多人會在某些特定的時間頭痛，或是有週期性。如果能掌握頭痛發作的傾向，就能預防。

也可以配合自己的身體狀況，加入其他項目。

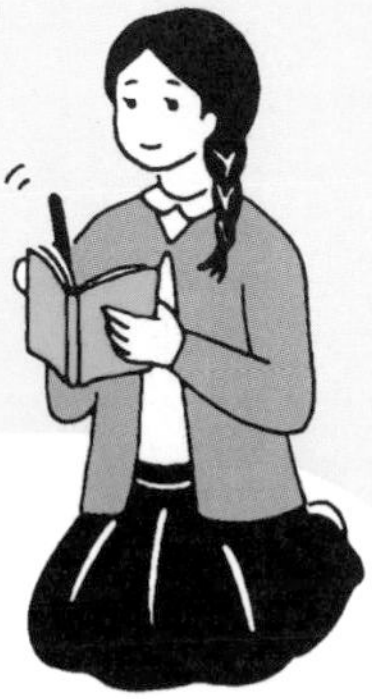

比較容易察覺身體發出的訊號

疾病不是突然說來就來，很多時候，在我們沒有察覺之際，身體已經慢慢改變，然後才出現症狀。

要是忽略身體發出的訊號，就會等到身體真的出狀況，才會意識到自己之前不該逞強。如果能注意身體發出的訊號，像是皮膚變得粗糙、口內炎、眼睛充血等，也能避免症狀變嚴重。察覺到身體的警訊，就可以盡早對身體好一點，例如有充足的睡眠、吃得營養等。為達到這個目的，可以在日記或筆記本上記下身心每一天的變化，只是隨手簡單記下也行。

隨年齡增長，女性出現所謂「未病」的狀態（亦即稱不上疾病，但身體的確不太舒服），以及情緒不穩定、有心理問題的情況也會變多。藉著記錄，留下身心狀態的履歷，或許可看出身體不適的原因。

健康管理 壓力 放鬆

找到喜歡的香味，讓它成為自己的夥伴

有益身體的理由

- 聞到喜歡的香味，大腦會釋放出 α 波，讓身心得以放鬆。
- 利用植物香氣的療法「芳香療法」很不錯，是對身心都有療效的一種自然療法。

芳香療法中具代表性的精油及其功效

花香

薰衣草

感受到壓力、失眠、緊張時可使用。

有很好的放鬆效果，也有抗菌、殺菌之效。

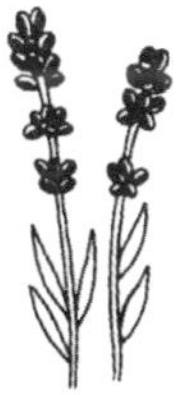

有清涼感的草本香氣

迷迭香

想集中注意力時可使用。

有提升記憶力的效果，也能保養肌膚。

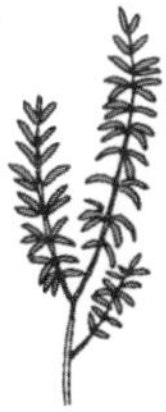

清爽果香

葡萄柚

無精打采時，想提振精神時可使用。

可改善水腫，幫助燃燒脂肪。

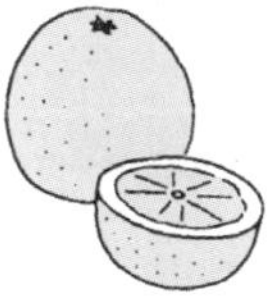

甜香

甜橙

覺得沮喪或寂寞時可使用。

也有幫助腸胃蠕動，及讓血液循環變好的作用。

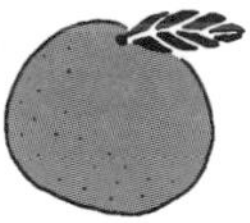

CAUTION！

- 精油原液不可直接塗抹肌膚，要稀釋使用。
  例：按摩油5毫升加1滴精油
- 精油要保存於陰涼處。
- 遵守使用期限。
- 若使用檸檬或佛手柑等柑橘類精油於皮膚，再接觸紫外線，可能會引起發炎，須留意。
- 敏感性皮膚者、孕婦或正在餵母乳的女性、有疾病的人，使用前要諮詢醫師。

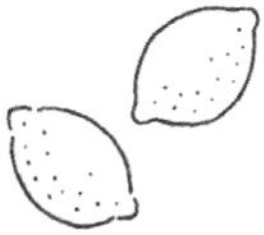

清新的香氣

檸檬

想轉換心情時可使用。

便祕、消化不良時也能使用，也有殺菌效果。

※其他常見精油，可參考P.216。

香味能連結情緒

光是聞到喜歡的香味，你是不是就覺得放鬆？這是因為香味和情緒有很強的連結。五感中，除了嗅覺以外的其他四種感知，會經過掌管思考和語言的大腦新皮質，只有從鼻子聞到的嗅覺感知，會直接抵達掌管情感與欲望的大腦邊緣系。由於大腦邊緣系有調節自律神經、荷爾蒙及免疫系統的功能，因此，嗅聞香氣可抒壓，調節自律神經。

要找尋喜歡的香氣，建議可試試以植物為本的芳香療法，而不是從人工的香水裡找。不只是因為植物香氣有益身心，芳香療法對疾病、外傷、失眠、憂鬱等許多症狀有幫助，也是臨床上實際使用的療法。

芳香療法依植物種類不同，效果也不一樣。不過，舉例來說，就算薰衣草再怎麼有助睡眠，如果不喜歡它的香氣也沒用。要有效果，必須使用自己喜歡的味道。

缺少運動　肩膀僵硬　背部僵硬　水腫　體寒　轉換心情　憂鬱

一天做一次拜日式

有益身體的理由

- 拜日式是瑜伽動作，做完整套也有一定的運動量，能讓身體溫暖起來。
- 尤其是一早做，能讓全身血液循環變好，心情愉快地展開一天。
- 神清氣爽，變得正面。

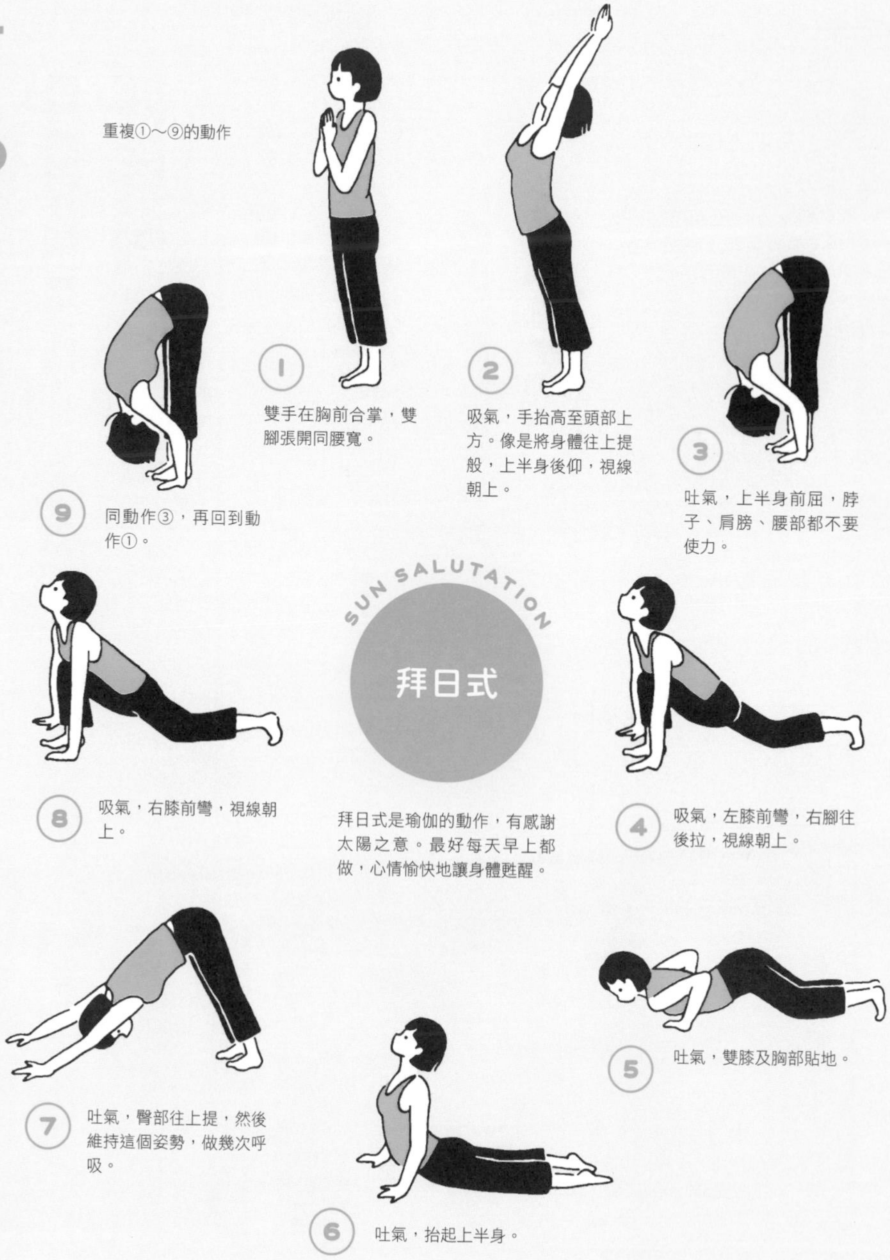
SUN SALUTATION
拜日式
拜日式是瑜伽的動作，有感謝太陽之意。最好每天早上都做，心情愉快地讓身體甦醒。
1 雙手在胸前合掌，雙腳張開同腰寬。
2 吸氣，手抬高至頭部上方。像是將身體往上提般，上半身後仰，視線朝上。
3 吐氣，上半身前屈，脖子、肩膀、腰部都不要使力。
4 吸氣，左膝前彎，右腳往後拉，視線朝上。
5 吐氣，雙膝及胸部貼地。
6 吐氣，抬起上半身。
7 吐氣，臀部往上提，然後維持這個姿勢，做幾次呼吸。
8 吸氣，右膝前彎，視線朝上。
9 同動作③，再回到動作①。
重複①～⑨的動作

伸展側腹

缺少運動　排毒　體寒

有益身體的理由

● 讓僵硬的身體兩側變鬆，幫助身體排毒。

● 刺激側腹，腰部會變得緊實。

瑜伽的三角式

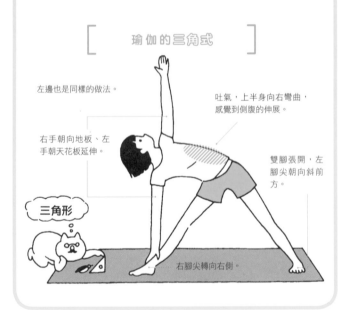

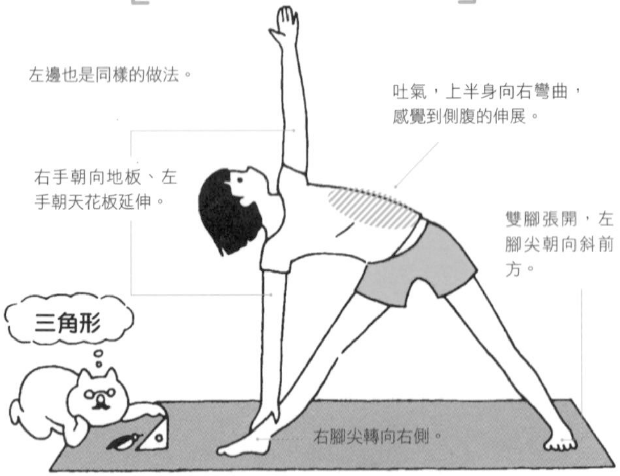

左邊也是同樣的做法。
吐氣，上半身向右彎曲，感覺到側腹的伸展。
右手朝向地板、左手朝天花板延伸。
雙腳張開，左腳尖朝向斜前方。
三角形
右腳尖轉向右側。

伸展大腿前側

缺乏運動　體寒　水腫　排毒

有益身體的理由

- 藉由活動屬於大肌肉的大腿，能讓血液循環變好，改善體寒。
- 血液及淋巴液流動順暢，可消除下半身水腫。

瑜伽的鴿式

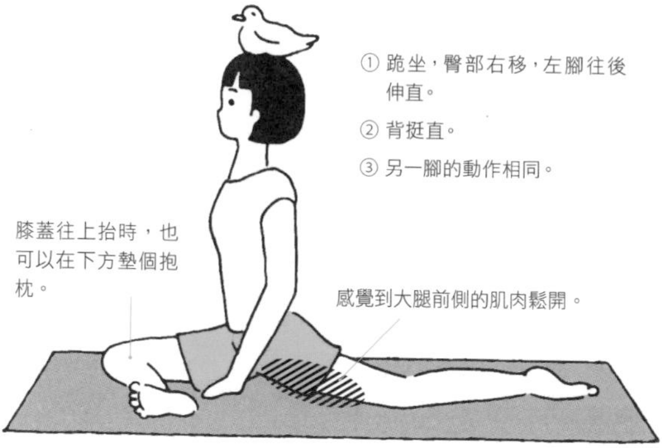
膝蓋往上抬時，也可以在下方墊個抱枕。
感覺到大腿前側的肌肉鬆開。

① 跪坐，臀部右移，左腳往後伸直。
② 背挺直。
③ 另一腳的動作相同。

肩膀僵硬 背部僵硬

在手腕綁上繩子活動一下

有益身體的理由

- 藉由在手腕綁上繩子、限制活動，就能做到原本做不到的動作，亦即增加身體能活動到的部位。
- 身體能活動的部位增加，就能放鬆肌肉，舒緩身體僵硬。
- 察覺自己使用身體的習慣及歪斜的情況。

試試繩子體操

試著感受一下，有綁繩子和沒綁繩子時，身體可活動的部位有何不同。如果順利掌握到感覺，可以挑戰不綁繩子揣摩同樣的動作。

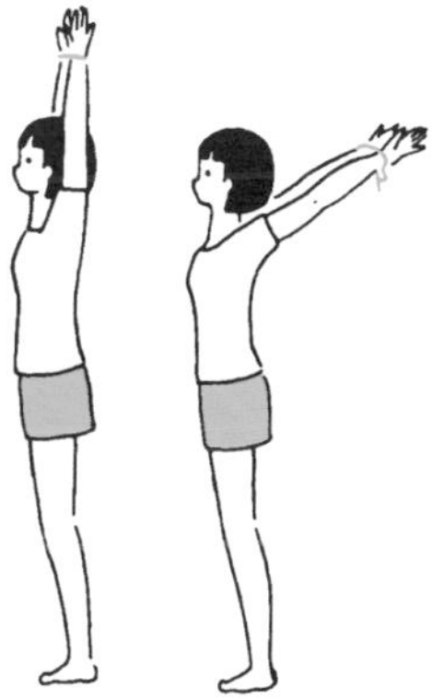

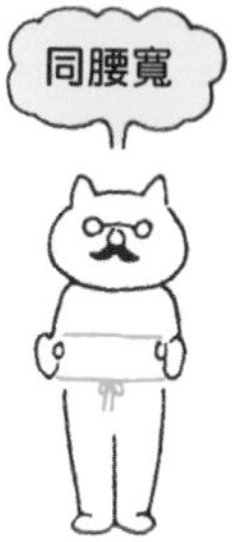

將綁好的繩子套在手腕。繩子除了套在手腕上，也可以套在手肘下方約10公分處。繩寬約同腰寬。

1

雙手慢慢上抬，然後緩緩向後壓。這個動作不只能活動肩關節，整個身體的可動範圍都會連帶有所變化。

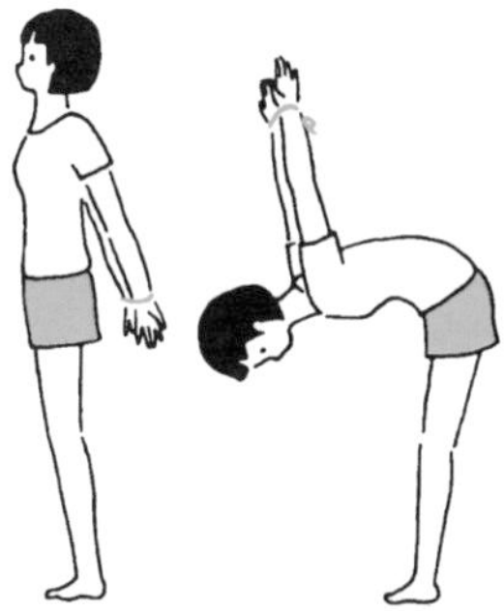

2

雙手在背後往下壓的同時，上半身前彎，雙手慢慢上抬。做不到不用勉強，在覺得舒服的範圍內做即可。

試試看在有及沒有繩子的狀態下做這三個動作！身體可活動的範圍一定不一樣。

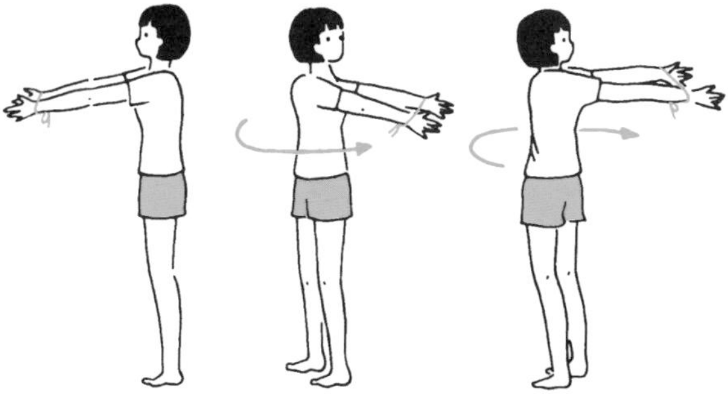

3

雙手往前伸，然後上半身向兩邊轉動。由於手腕綁了繩子，上半身能轉動得更順。

每小時閉目休息一次

眼睛疲勞　視力變差　注意力不集中　放鬆　轉換心情

有益身體的理由

- 使用電腦工作，常在不知不覺中用眼過度。定時休息，才不會讓疲勞累積。
- 隔絕光線和資訊，可減輕大腦負擔，也能改善乾眼症。

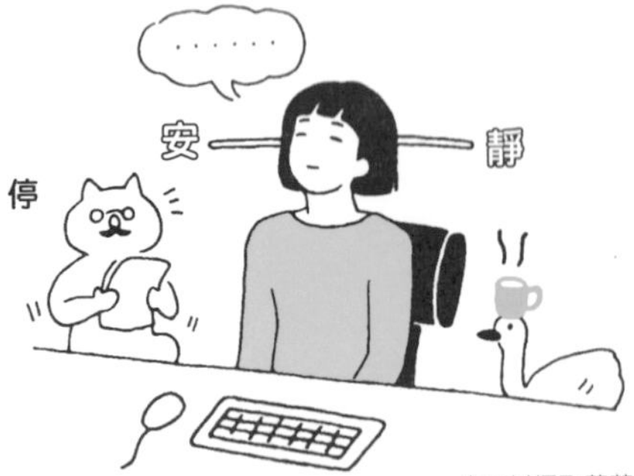

也可以攝取藍莓相關的營養補充品。

肩膀僵硬 放鬆 轉換心情

肩膀放鬆，不要用力

有益身體的理由

- 想放鬆全身肌肉時，就先徹底繃緊身體，然後再突然直接放掉力氣，就能放鬆。
- 知道放掉力氣的方法，就能避免肩膀僵硬和頭痛。

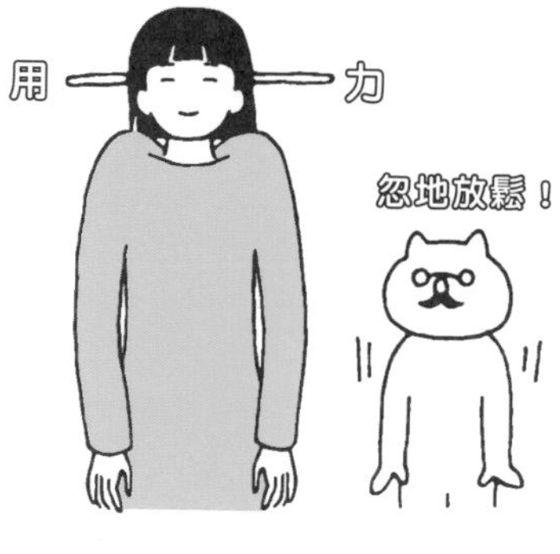

身體平常其實一直在用力。所以要了解適度放鬆氣力的方法。

慢性疲勞　眼睛疲勞　視力變差　肩膀僵硬　背部僵硬　腰痛　身體歪斜

布置一個不會造成身體不適的電腦使用環境

有益身體的理由

- 有時候，肩膀僵硬和腰痛是因為使用電腦的姿勢不佳，調整後，**就能改善症狀**。
- 背挺直，收下巴，頭頂在背脊正上方，**不要駝背**。下巴前凸的話，可能會造成頸椎過直（straight neck）的問題。

確保姿勢正確的電腦使用環境

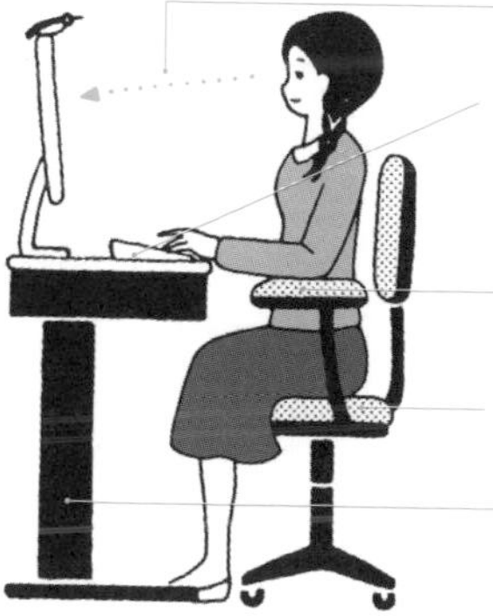
視線略朝正下方。
如果是使用筆電，為了讓視線落在正確位置，可以在筆電下方墊個台子，或使用外接式鍵盤。
有扶手的椅子比較好，可支撐手部重量。
使用能調整高度的桌椅。

錯誤的坐姿

- 下巴往前，會導致「頸椎過直」，讓頸部失去原有的弧度。
- 沒有使用肌肉支撐。
- 肩膀往前。
- 駝背。

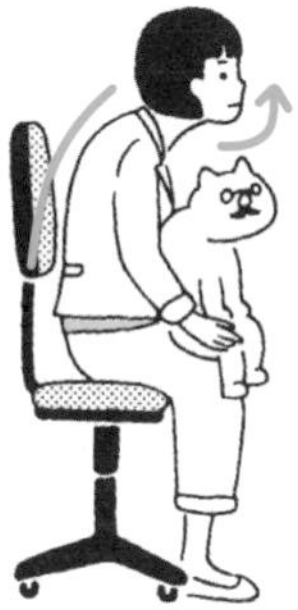

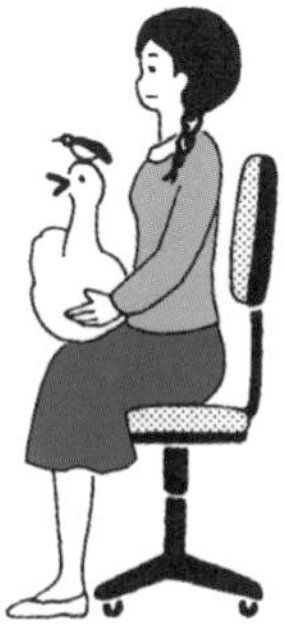

正確的坐姿

- 最好是能靠腹肌和背肌來維持姿勢。

調整姿勢

如果一直姿勢不良導致肌肉緊張，就會造成血液循環變差、肌肉變硬。這個情況若持續下去，身體就會堆積疲勞物質而產生疼痛，像是肩膀僵硬或腰痛。

要舒緩或預防身體疼痛，雖然按摩跟運動都很重要，但首先得注意姿勢。

伏案工作時，也要保持正確姿勢

尤其是長時間在辦公桌前工作的人，只要檢視一下使用電腦的環境、調整姿勢，就可能改善不適症狀。所以，請確認一下椅子的高度，以及自己跟電腦間的距離。

使用筆電的人尤其要特別留意。要是視線的位置過低，會變成像是烏龜把頭伸出龜殼般的姿勢，所以不能長時間這麼使用筆電。建議可在筆電下方墊個台子，或是使用外接式鍵盤。

生理痛

將生理期視為最適合排毒和休息的期間

有益身體的理由

● 不要再將生理期和疼痛、憂鬱畫上等號，而是將它視為能排除體內老廢物質，**讓身體重生的最佳期間**。

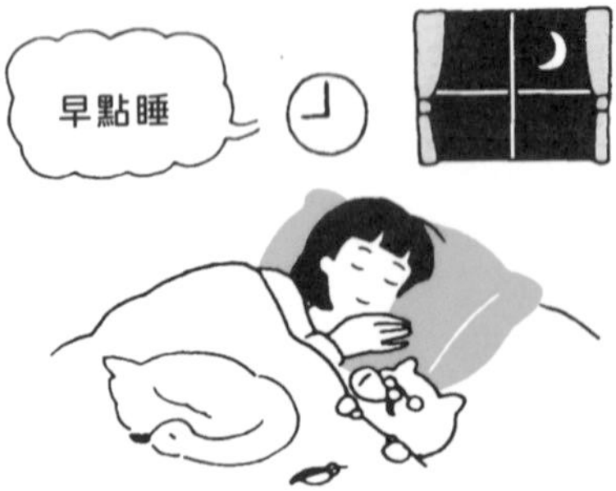

生理期容易疲倦，判斷力也可能比較差，所以不要排重要的工作或約定。請將這段期間視為自己的充電期。

生理期問題
敏感性皮膚

試著使用布製衛生棉

有益身體的理由

● 多數布製衛生棉都是天然的棉製品。
不會有化學物質所造成的影響，不傷害皮膚，
也能減少濕悶、發炎或發癢的情況。
此外，對子宮和卵巢也比較好。

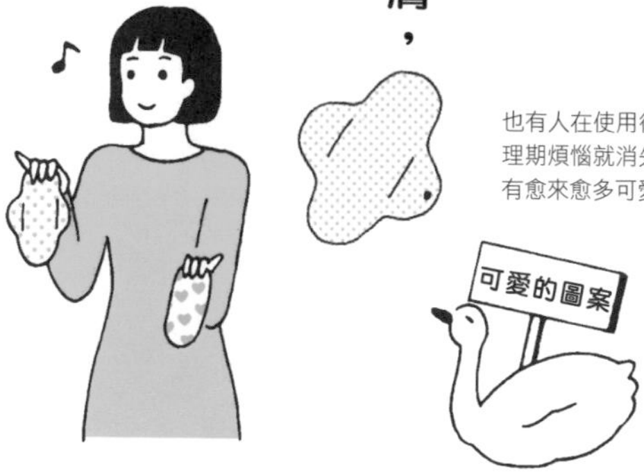

也有人在使用後，原本的生理期煩惱就消失了。現在也有愈來愈多可愛的款式。

生理痛

生理痛就靠溫暖身體、按壓穴道及中藥來克服

有益身體的理由

- 生理期時，體質寒冷是大敵，請比平常更注意保暖。特別是保持下腹部溫暖，會讓骨盆的血液循環變好，緩解生理痛。
- 按壓能改善生理痛的穴道，或服用中藥，它們都能促進血液循環，調整荷爾蒙。

如果因為生理痛而煩惱……

溫暖身體

針對下半身如下腹部、腰部等做好保暖，即可減輕疼痛。可使用暖暖包或暖爐來溫暖這些特定部位。

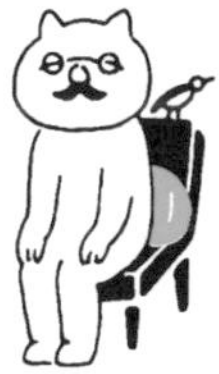

按壓穴道

能減輕生理痛的穴道是「關元」「歸來」「上仙」。不必等到有生理痛時才壓，平常即可多溫暖這幾個穴道。

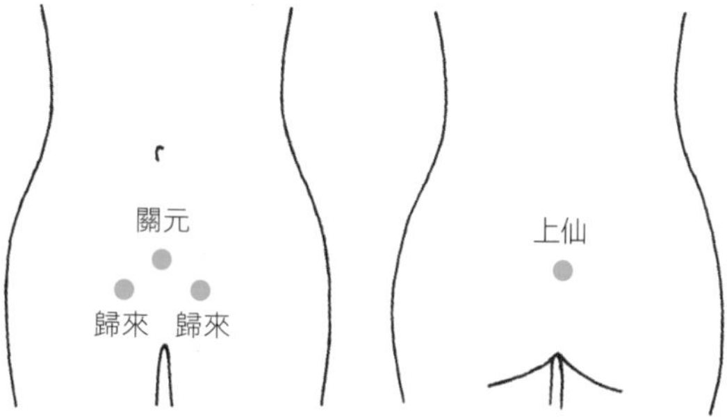

中藥

可服用當歸芍藥散、桂枝茯苓丸、加味逍遙散。雖然不是服用後就馬上不痛，但平常就服用，能舒緩生理期問題。

當歸芍藥散

適合體質虛弱、有貧血傾向，以及有暈眩、水腫或肩膀僵硬的人。

桂枝茯苓丸

適合體力中上，上半身燥熱，但腳部冰冷的人。

加味逍遙散

適合肩膀僵硬、容易疲倦，精神不太穩定及容易焦躁的人。

婦女病 生理痛

從經血就能看出生理狀態

有益身體的理由

- 經血的血量和外觀會因健康狀態而異，觀察一下，就能知道自己的身體狀況。
- 有時候，也能看出身體的疾病。

經血與疾病的徵兆

經血量因人而異，但出現過度極端的變化時，或許是身體發出的求救訊號。

經血的狀態	症狀與其他	可能的疾病	相關穴道
經血量太多	睡覺時，就算使用夜用衛生棉還是會外漏。白天每一小時就必須換一次。	•體寒 •子宮肌瘤 •子宮內膜異位症 •子宮部位的癌症 ……等。	隱白、支溝
經血中混有豬肝狀的血塊	這是由於促使子宮內膜增厚的女性荷爾蒙分泌過多所引起。		太衝、血海
經血量太少	血量只有一點點。	•甲狀腺功能異常 •無排卵性月經 ……等。	膈俞、太衝

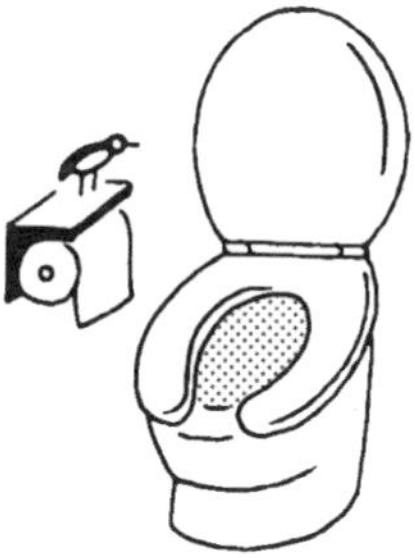

也要確認經血顏色！

顏色淡　貧血……等。

顏色偏黑　由於體寒導致血液循環不良……等。

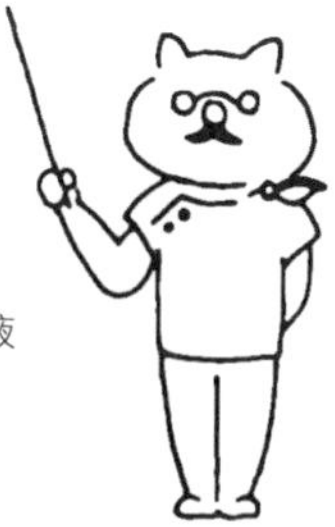

從經血檢視飲食與健康狀態

如果有生理痛或生理期不規則的情況，我們就會依此判斷：「看來最近比較累」「身體狀態不太好」，但很多人似乎不太注意經血的狀況。衛生棉用過後不要直接丟掉，請稍微觀察一下經血的狀態吧。

經血也會反映出飲食狀況。如果攝取過多醣類食物，經血會呈濃稠狀。這樣的經血無法順暢排出，也可能是導致生理痛的原因。只要注意飲食均衡，不要完全偏向醣類，持續一段時間後，經血的顏色就會變得鮮豔且更清澈。

荷爾蒙的分泌量也會影響經血狀態，如同上表所述，經血的血量及外觀也可能反映出一些疾病。為了解自己身體的變化，請務必觀察經血。

觀察後如果不放心，可以去看婦產科。

體寒 水腫 婦女病

轉動腳踝，按摩一下

有益身體的理由

- 腳踝離心臟較遠，血液容易阻滯。轉動腳踝及按摩，可消除下半身水腫及體寒。
- 腳踝也是「氣」容易停滯的部位，動一動可讓氣流動。
- 腳踝有很多能改善女性特有症狀的穴道。

動一動！轉動腳踝及按摩

平常我們較少動到這個部位，請每天做，期待身體所產生的變化。

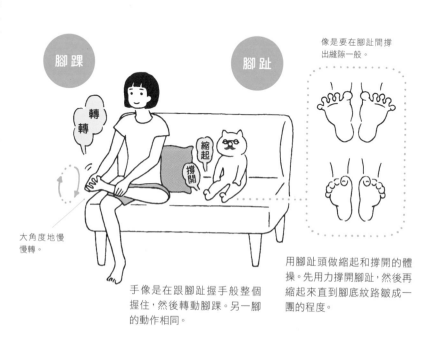

腳踝

腳趾

像是要在腳趾間撐出縫隙一般。

大角度地慢慢轉。

手像是在跟腳趾握手般整個握住，然後轉動腳踝。另一腳的動作相同。

用腳趾頭做縮起和撐開的體操。先用力撐開腳趾，然後再縮起來直到腳底紋路皺成一團的程度。

踝骨

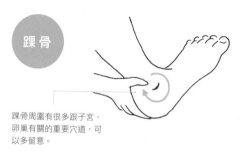

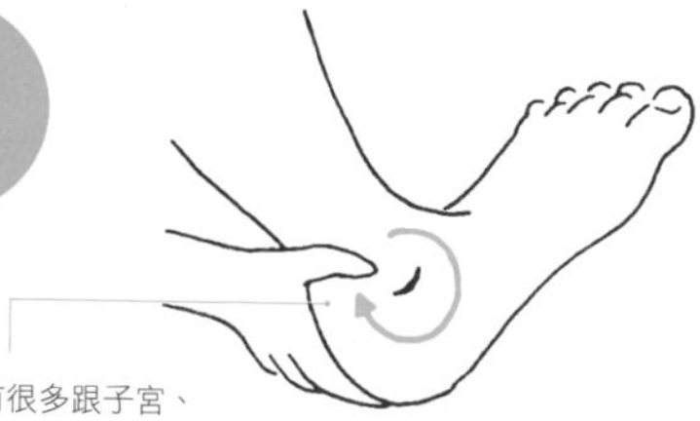

像是用手指畫圓一般按摩腳兩側的踝骨。由於穿著鞋子也能做，如果在辦公室覺得冷時可以試試看。

踝骨周圍有很多跟子宮、卵巢有關的重要穴道，可以多留意。

肩膀僵硬　眼睛疲勞　頭痛

肩膀僵硬可按壓「肩井」「後溪」「合谷」等穴道

有益身體的理由

- 常按壓這幾個穴道，能避免身體僵硬的情況惡化。
- 按壓肩井穴，能讓肩膀和頭部的血流順暢。
- 按壓後溪穴，能舒緩緊繃的肌肉、消除疼痛，減輕肩膀痠痛。
- 按壓合谷穴，對消除眼睛疲勞有效，因此可消除由於眼睛所造成的肩膀僵硬。

在肩膀僵硬造成嚴重不適前……

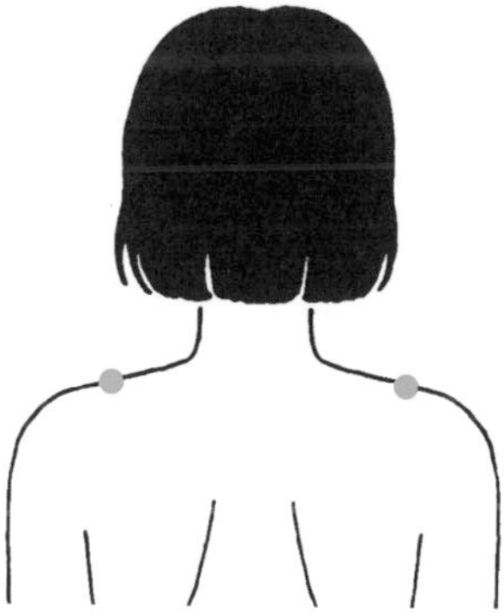

① 肩井

緩解肩膀僵硬及頭痛的穴道

位於脖子和肩頭的中間。以壓下去有點痛但覺得舒服的力道按壓。

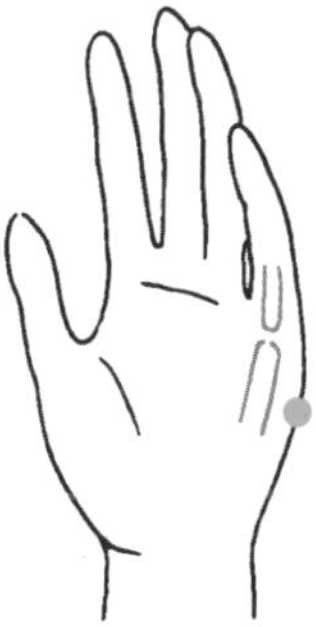

② 後溪

緩解肩膀僵硬、有鎮靜效果的穴道

位於小指下方、手掌和手背的交接處。手掌稍微彎曲，比較好按壓。

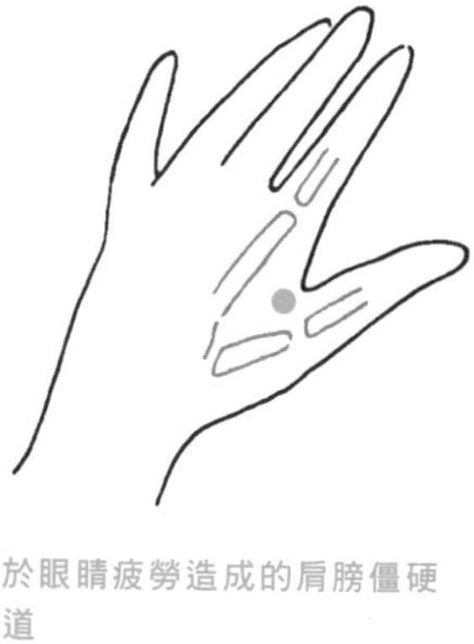

③ 合谷

對頭痛、由於眼睛疲勞造成的肩膀僵硬有幫助的穴道

拇指和食指的指骨相接處再往前一點、鄰近食指指骨處。朝手腕的方向按壓。

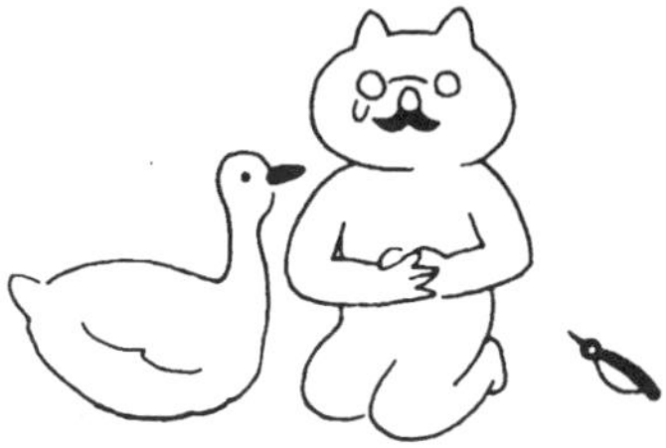

不要勉強用力按壓。最好是有點痛但感覺舒服的力道。

腰痛 轉換心情

一天消除一次腰部疲勞

有益身體的理由

- 姿勢不良及長時間伏案工作，很容易使腰部累積疲勞。可消除疲勞的伸展運動很有幫助。
- 身體前彎會腰痛的人，就做腰部後彎的伸展，後彎會腰痛的人，則做腰部縮成圓的動作，往覺得舒服的方向伸展。

消除腰痛的伸展操

做的時候不用勉強，
覺得很痛就停下來。

前彎時會腰痛的話

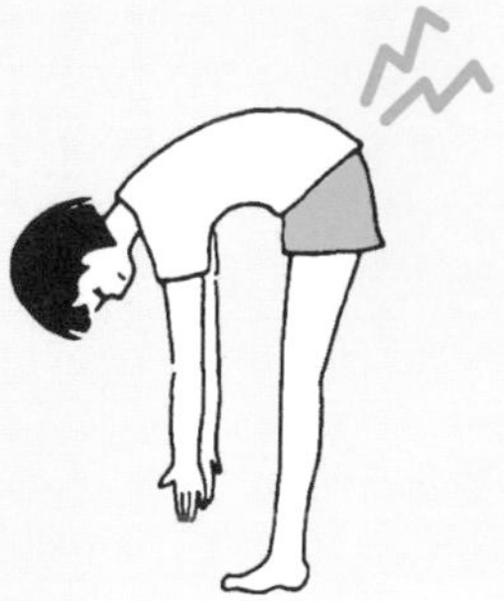

① 趴著，手肘貼地，抬起上半身。

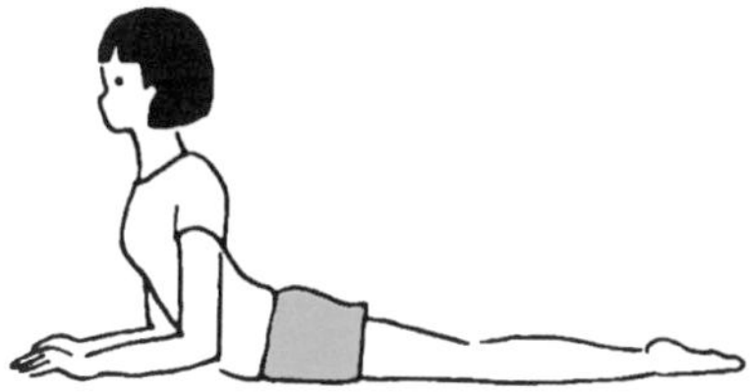

② 腹部還是一樣貼地，手伸直，上半身慢慢後仰。

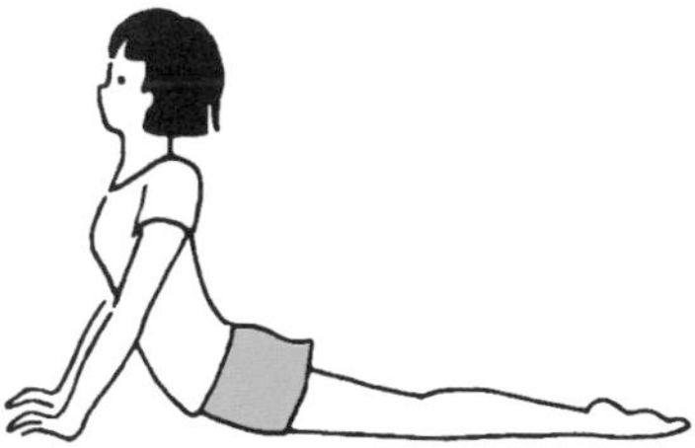

後彎時會腰痛的話

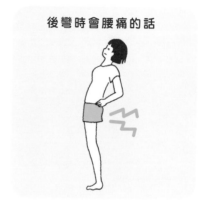

① 平躺，屈膝。

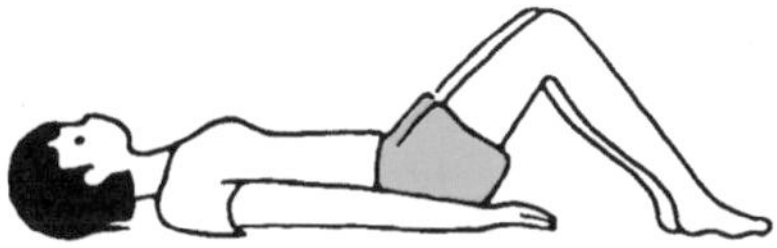

② 雙手抱膝往胸口貼近，維持這個動作20～30秒。可將坐墊對摺墊於臀部下方輔助。

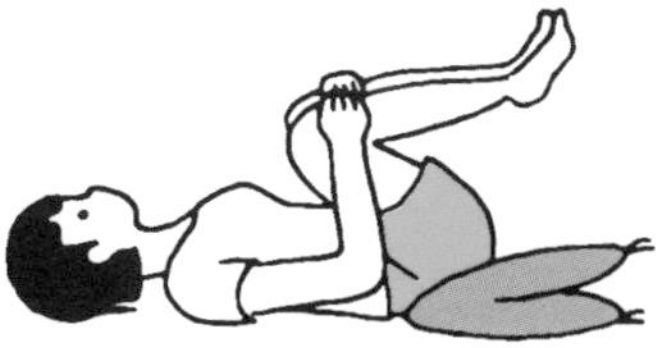

※重複動作

腰痛　體寒　生理痛　背部僵硬

每小時伸一次懶腰，並溫暖腰部

有益身體的理由

- 伸伸懶腰能鬆弛變硬的肌肉，讓血液循環變好，消除身體的僵硬與冰冷。
- 溫暖腰部能預防子宮寒冷，改善生理痛。

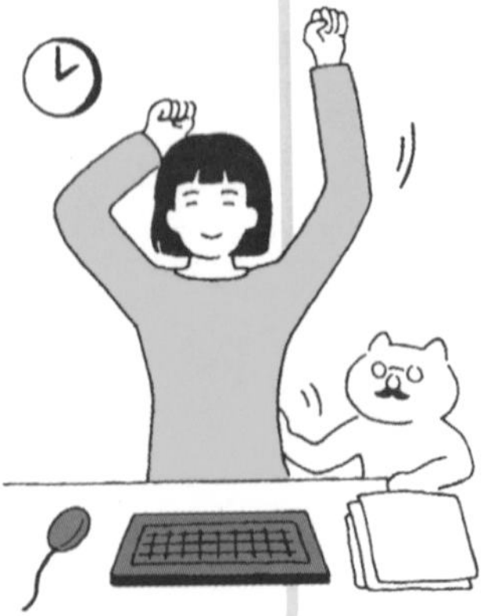

以像是要慰勞辛苦的腰部般做伸展。

便祕 腸胃不適 脹氣

要是便祕或脹氣，就做壓腿排氣式

有益身體的理由

● 壓迫腹部能刺激腸道，有助排便。

● 累積在腸道的氣體也會跟著排出。

瑜伽的壓腿排氣式

❶ 仰躺，吸氣，抱住右膝。
❷ 吐氣，將右大腿往腹部拉近，持續呼吸。
❸ 慢慢回到原來的姿勢。
❹ 換邊做，步驟相同。

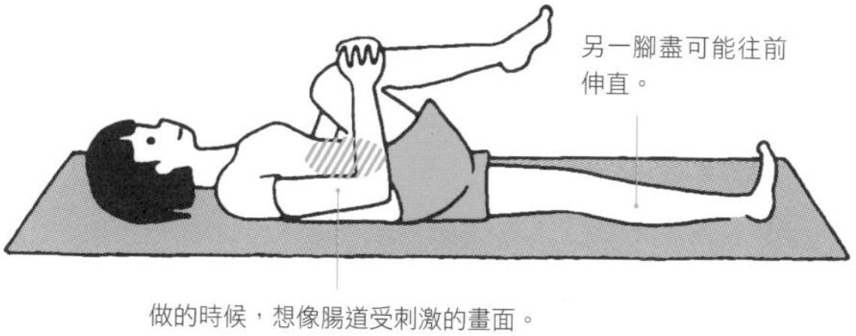
另一腳盡可能往前伸直。
做的時候，想像腸道受刺激的畫面。

水腫　皮膚鬆弛　美肌

臉部水腫就按壓「太陽」「四白」「顴髎」等穴道

有益身體的理由

- 這幾個穴道能提高身體的新陳代謝，促進血液及淋巴液的流動，因此能有效改善臉部水腫及皮膚鬆弛。
- 由於血液循環變好，臉色也會變得明亮。

臉部線條變得緊緻！

臉部水腫就按這些穴道

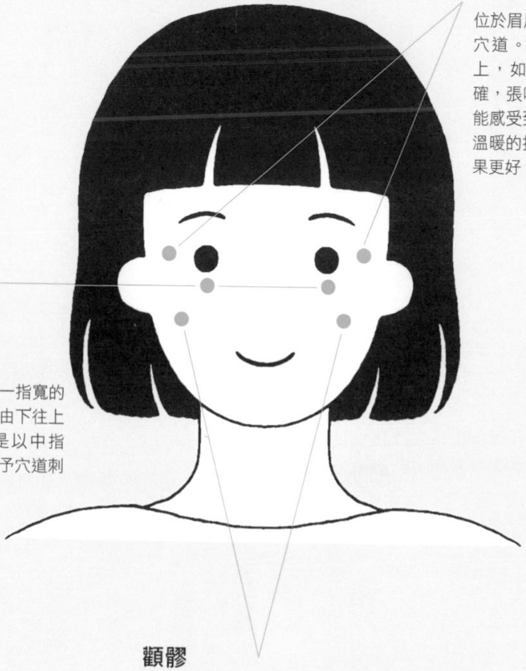

太陽

位於眉尾及太陽穴之間的穴道。將手指放在穴道上，如果按壓的位置正確，張嘴、閉嘴時應該要能感受到顎骨的動作。以溫暖的指尖按壓穴道，效果更好。

四白

位於瞳孔下方約一指寬的位置。可以像是由下往上壓般搓揉，或是以中指和食指輕敲，給予穴道刺激。

顴髎

顴骨最高處下方的凹陷處。請朝太陽穴的方向往上按壓，給予刺激。

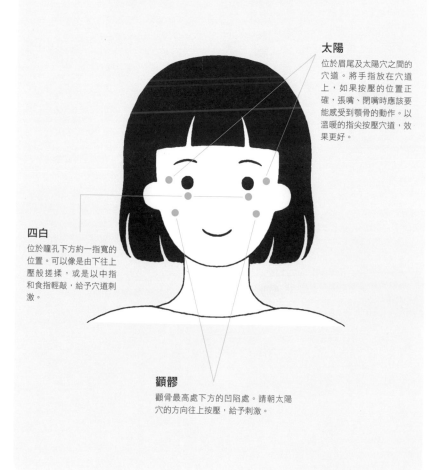

感受到壓力　轉換心情　減肥

試著偶爾暴飲暴食

有益身體的理由

- 有時候可以放縱一下，盡情享用澱粉類食物、甜食和酒。如果限制會帶來壓力，就沒有意義。
- 不用勉強自己的身體暴飲暴食。

據說，平均每三週暴飲暴食一次的頻率，不會造成什麼問題，但還是要視身體狀況而定。

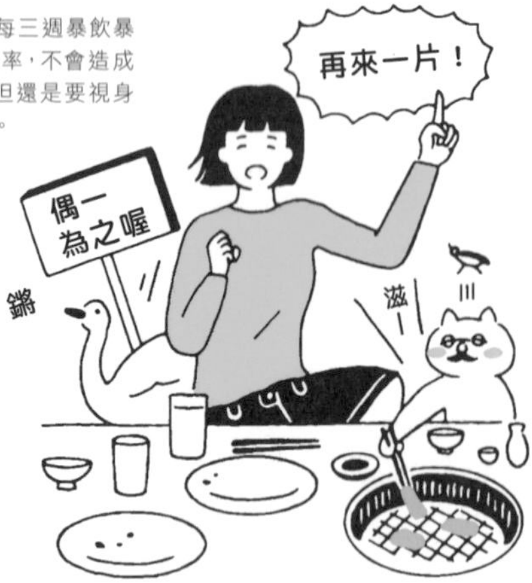

眼睛疲勞 視力變差

放鬆眼睛周圍的肌肉

有益身體的理由

● 眼睛疲勞，是由於眼周肌肉變硬造成血液循環不良。放鬆眼周的肌肉，血液循環就會變好。

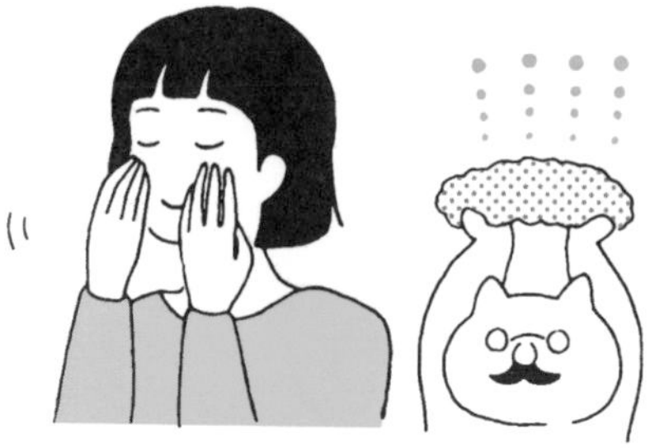

每小時閉上眼睛休息一次，以搓熱的雙手或熱毛巾覆蓋雙眼，好好慰勞它。

美肌　乾性皮膚　敏感性皮膚

皮膚保濕就用凡士林

有益身體的理由

- 皮膚乾燥，搽凡士林就能充分保濕，不塗其他產品也沒關係。
- 幾乎沒有副作用，是敏感性皮膚的人也能安心使用的保濕產品。
- 如果不太喜歡凡士林的黏膩感，可用面紙按壓一下就好。

不同膚質適用的凡士林

一般皮膚、有點乾燥

白色凡士林。

特徵

精製程度高。

敏感肌

※「Sun White」凡士林。

特徵

白色凡士林的夥伴，所含的不純物質更少。因此，連有異位性皮膚炎的人及嬰兒也能使用。

※「Sun White」凡士林，是日本「日興Rica」公司所推出的純度極高的白色凡士林。

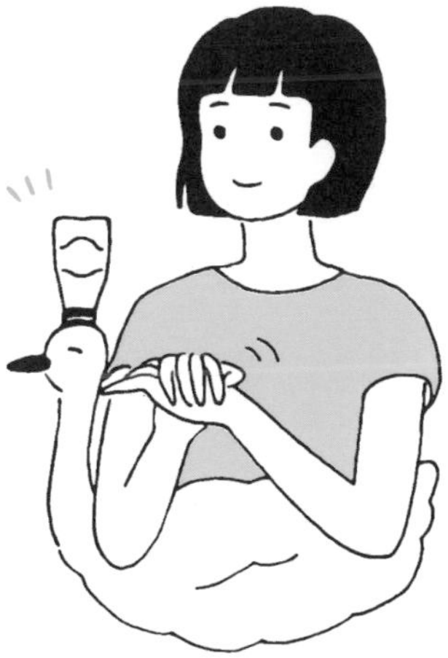

用手掌溫熱後，薄薄一層塗在皮膚上。從小孩到銀髮族都能使用，除了塗抹身體外，也能塗在嘴唇上。

選擇純度高的凡士林

凡士林的原料是石油，是將石油中的不純物質去除後精製而成。成品純度愈高，顏色愈透明。藥妝店常見的黃色凡士林雖然便宜，但精製程度較低。敏感性皮膚的人，最好使用如「Sun White」這種高純度的白色凡士林。

凡士林幾乎沒有副作用，十分溫和，因為它是以油分覆蓋肌膚，能防止水分從角質層蒸發，並保護肌膚不受外部刺激。以保濕力來說，化妝水和乳液的效果雖然比較明顯，但由於界面活性劑會破壞皮膚角質層，讓有效成分滲透，所以也會導致皮膚的防禦功能變弱。而凡士林是敏感性皮膚的人也能安心使用。

搽的時候，可先以手掌溫熱，再薄薄一層塗於皮膚上。在皮膚略濕的狀況下擦，能連同水分一起封存，保濕效果更好。

黑斑　美肌

預防黑斑，就靠帽子、洋傘、墨鏡、維生素C

有益身體的理由

- 以帽子、洋傘、墨鏡隔絕紫外線，可避免黑色素生成，形成黑斑。
- 維生素C可抑止黑色素生成，還具有還原黑色素的效果，可淡化黑斑。

出門也別忘了搽防曬乳。即使是陰天，紫外線量仍有晴天的50~80%，還是要做好抵擋紫外線的準備。

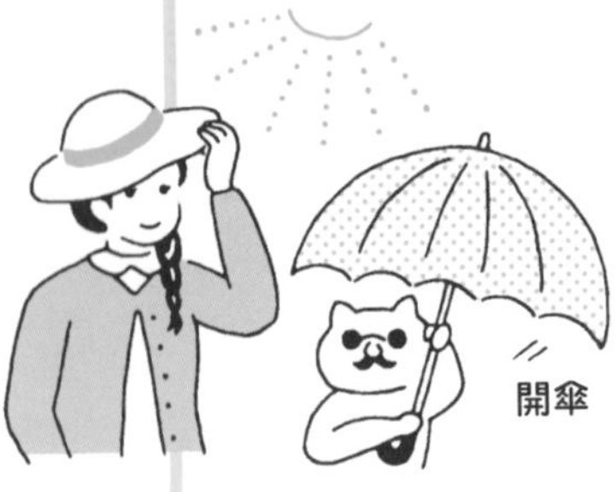

失眠

失眠時，可試著凝視一個點

有益身體的理由

- 想太多會很難入睡。這時只要專心看一個點，眼皮就會變得沉重，睡意漸漸湧現。

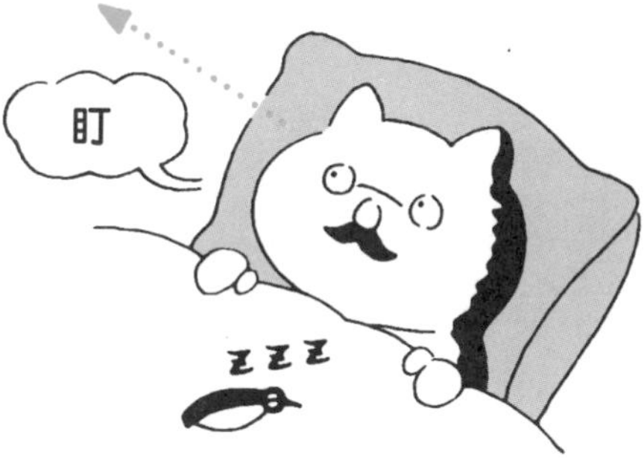

這是藉由集中注意力在一個事物上，以誘導睡眠的催眠技法，稱為凝視法。

失眠　肩膀僵硬　腰痛　打呼　慢性疲勞

選擇躺著時能讓身體如同保持站姿的枕頭

有益身體的理由

- 枕頭太高、太低都不好，選擇能讓身體保持站姿的枕頭，就不會對身體造成負擔。
- 肩膀僵硬和腰痛等身體不適也得以舒緩。

正確的枕頭

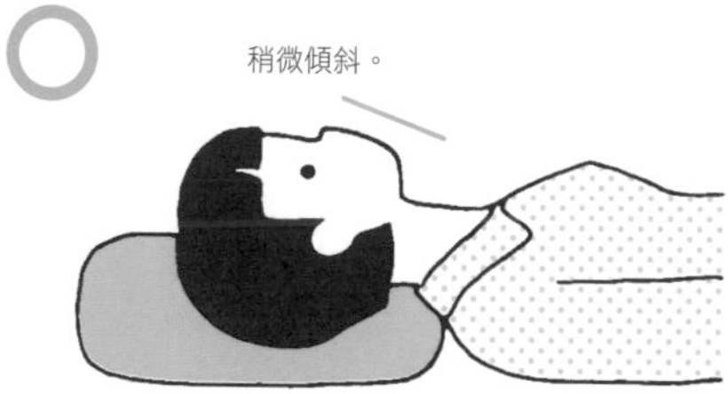

脊椎（支撐頭部的骨頭）呈現自然弧度、不會造成肩膀負擔的狀態，脖子也比較不易產生皺紋。最好是和站姿相同。

枕頭過低

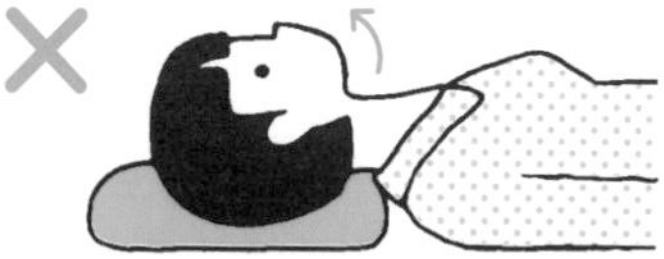

後腦向下墜，脊椎無法確實支撐，下巴凸出。這是造成落枕及肩膀僵硬的原因。

枕頭過高

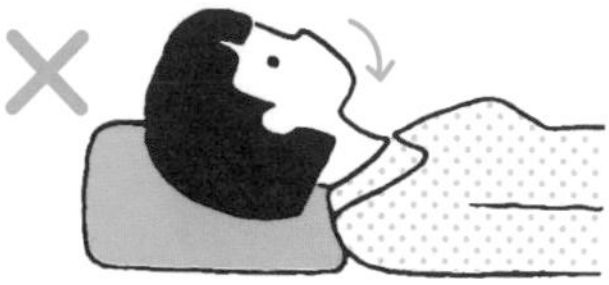

下巴往內縮，對脖子和肩膀都比較有負擔，是造成頭痛、肩膀僵硬及打呼的原因。

好枕頭應有的條件

肩膀僵硬或失眠等問題，原因也可能出在枕頭。起床後還是不覺神清氣爽的人，可以試著換顆枕頭。

理想的枕頭應該是

①讓身體在躺下來時，維持和站著一樣的姿勢。

②睡覺時，我們會翻身二十～三十次，所以好枕頭應該能讓身體好翻身。

③頭部能稍微陷進去。

滿足這幾項條件的枕頭，就可說是適合自己的枕頭。枕頭太高，會對脖子和肩膀造成負擔、壓迫呼吸道，造成打呼。相反地，枕頭太低，頭的位置比心臟低，會使血液循環變差，或造成落枕。

有的寢具店也有專門的枕頭微調師（pillow fitter），可以請他們代為選擇適合體型的枕頭。不過，枕頭不是買了就要用一輩子，當枕頭內填塞的羽毛或氨基甲酸乙酯（urethane）彈性疲乏時，就是該換的時候。基本上約一～兩年換一次。

感受到壓力　注意力不集中　自律神經失調　不安　恐慌　焦躁慌亂　失眠　憂鬱

一天冥想3分鐘

有益身體的理由

- 冥想，是集中注意力於「當下」，能摒除不具實體的不安、焦慮、憤怒與悲傷。
- 能面對自己的心靈和身體，變得沉穩。
- 讓副交感神經居於優勢，身心放鬆。

總之先試著冥想

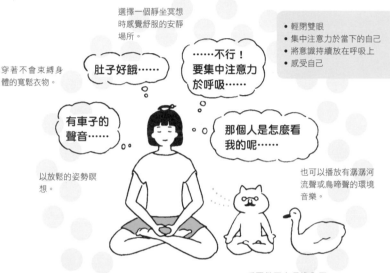

選擇一個靜坐冥想時感覺舒服的安靜場所。

穿著不會束縛身體的寬鬆衣物。

- 輕閉雙眼
- 集中注意力於當下的自己
- 將意識持續放在呼吸上
- 感受自己

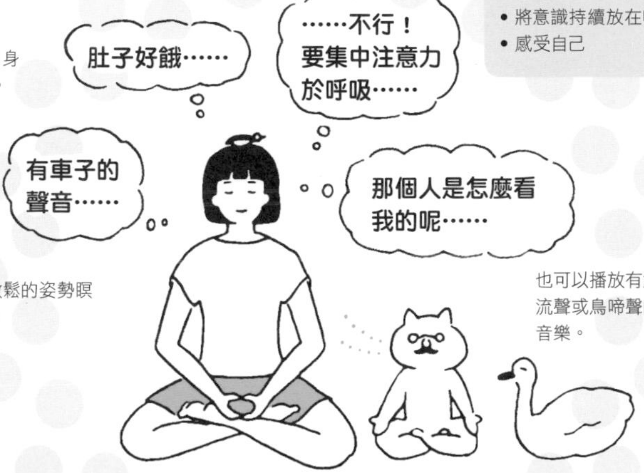
肚子好餓……
……不行！要集中注意力於呼吸……
有車子的聲音……
那個人是怎麼看我的呢……

以放鬆的姿勢瞑想。

也可以播放有潺潺河流聲或鳥啼聲的環境音樂。

反覆做更容易進入冥想狀態，注意力也能更集中。

冥想結束後……

- 做三個深呼吸
- 張開手再握住手，確認一下身體的感覺
- 慢慢睜開眼

冥想是最適合現代人的心靈訓練

心裡總是放不下過去的事，要不然，就是煩惱還未發生的將來，或是對某個人感到憤怒、煩躁焦慮……**你的心如果是如此雜亂不安，請務必試試冥想。**

所謂冥想，是集中注意力在「當下」，什麼都不想，僅僅專注看著正在呼吸的自己，想像散落的心緒都回到自己身上。

一開始每天先做3分鐘，集中注意力於正在呼吸的自己身上。剛開始沒辦法集中注意力、東想西想也沒關係。舉例來說，如果腦中閃過工作的事，就只要接受事實即可：「啊，我剛才想到工作的事。」不必再繼續想下去：「截止時間是什麼時候啊。」一試著客觀看待自己的思考。如此，心就會慢慢平靜下來。

請透過冥想，撥出時間面對和自己關係最密切的身體和心靈。

第5章

想

讓心靈阻塞流通的健康祕訣

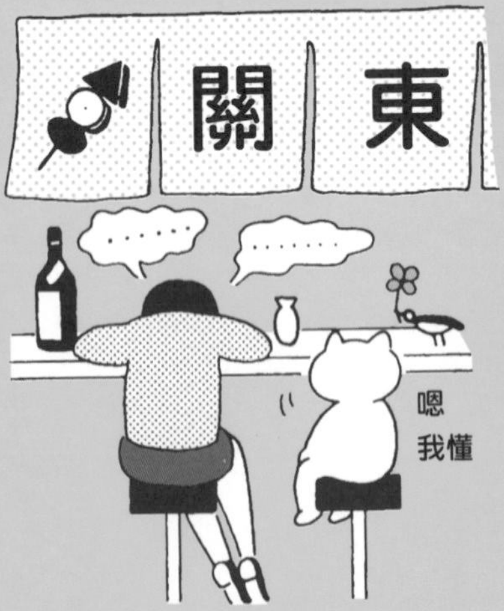

「我想變得健康！」

「我希望身體的不適症狀統統消失！」

不管如何希望自己身強體壯，

如果心靈不健康，也就沒意義，

因為身心為一體。

本章將介紹調整心靈平衡的

簡單方法，

請試著關注

我們容易忽略的內在層面。

心理習性

有時候不要多想，先做再說

有益身體的理由

- 想太多，就不會付諸行動，有時候，依循自己的直覺就是正確答案。
- 馬上付諸行動，就不會迷惘或煩惱，不會造成壓力。

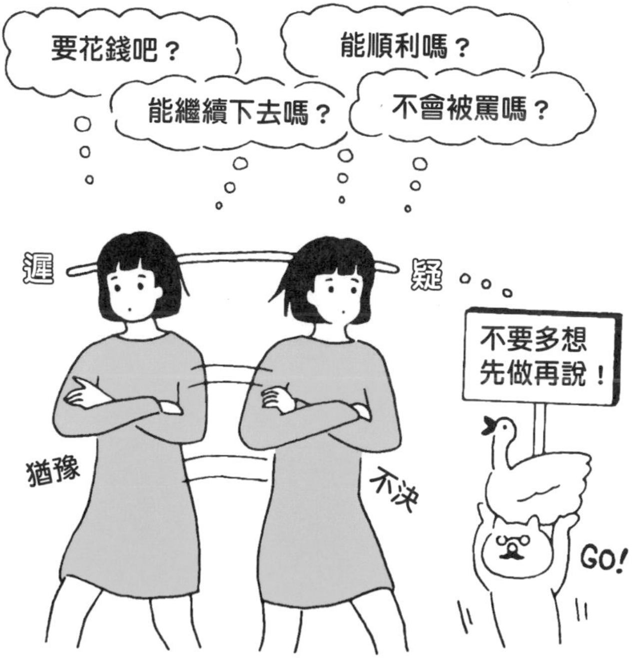
要花錢吧？
能順利嗎？
能繼續下去嗎？
不會被罵嗎？
遲
疑
猶豫
不決
不要多想
先做再說！
GO!

總之先做，不適合自己再停止就好了。

光有知識沒意義 請付諸行動，探尋真相

有些人只要一提到按摩或做體操等話題，就會很執著所謂的正確做法：「應該要做幾次才好？」「要持續多久才對？」

會有這種擔心可以理解，但不必因為這種事綁手綁腳，只要憑自己喜好、憑感覺舒服與否去做就好。還沒做就太執著該怎麼做的人，只會幫自己找有的沒的理由，最後只是拖著不做，或是覺得麻煩而已。

尤其跟健康有關的事，幾乎沒有絕對正確的做法。如果太執著於所謂的正確，只會為了找尋那個正確答案，搞得筋疲力竭。總之，有興趣的事，就請先做做看。做了之後，再來思考對自己有沒有效。有的方法對別人有效，但對自己不一定有用。這個原則不只適用於跟健康有關的事，而是所有事情。

感受到壓力　心浮氣躁　心理習性

不行的話就放棄

有益身體的理由

- 不要對一件事太過執著。要是發現行不通就放棄，轉而挑戰其他事，就能擺脫同樣的失敗模式。
- 努力也會累積壓力，乾脆地放棄，就能從壓抑自己、勉強自己的壓力中得到解脫。

總是陷入同樣循環的人

有時候，努力也不一定會有好結果。要是陷入失敗的循環，就會一直重複同樣的失敗。這種狀況下請加入「放棄」的選項。

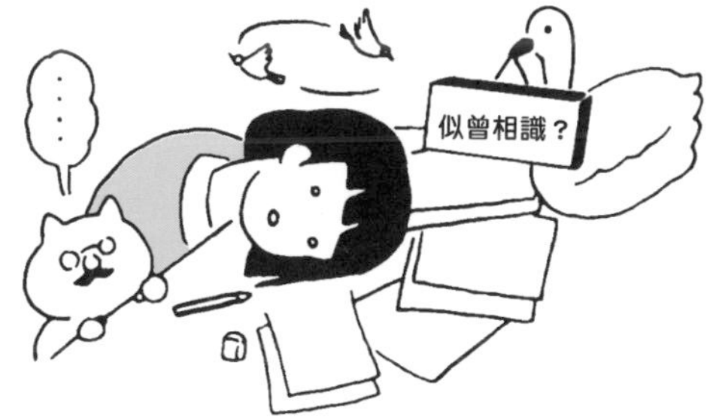

能跳脫循環的人

有時候，放棄能讓人從壓力中得到解脫。就算不努力，沒有什麼問題的情況也很常見。

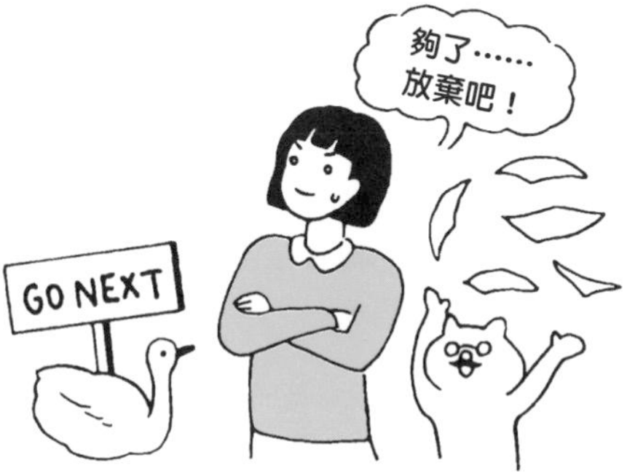

跳脫失敗的循環學習到智慧

隨著年齡增長，我們也變得愈來愈執著。雖然這沒什麼不好，但也經常會導致思考的偏誤。你是不是經常為同樣的事煩惱、受挫？

由於執著，而一直重複同樣的想法，只會讓事情愈變愈糟。比方說，親子和夫妻如果總是因為同樣原因爭吵，那麼，懂得「放棄」就變得很重要。這樣才能走下爭吵的舞台，不陷入重複的循環。一旦發現「現在好像又掉入同樣的循環了」，就乾脆地放棄，離開爭吵的現場吧。努力之後還是不順利，也可以這麼做。

壓力會讓交感神經居優勢。一旦腎上腺素分泌，血液就變得容易凝固，也可能造成身體不適。能察覺自己陷入同樣的循環、並跳脫出來，或許也能減輕身體的不適。

缺乏衝勁　有氣無力　焦躁慌亂

不要想著「不做不行」，而是「來做〇〇吧！」

有益身體的理由

● 心裡如果想著「不做不行」，就會覺得自己身負義務，而感到麻煩，身體也會緊繃起來。但要是換個積極心態想著：「來做〇〇吧！」大腦就會分泌多巴胺，也會因此更有衝勁。

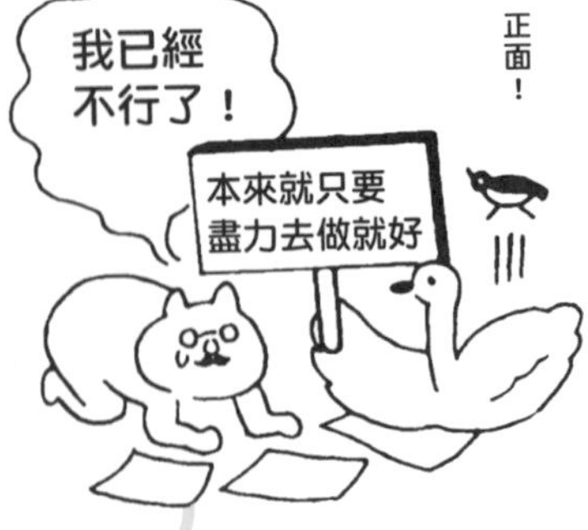

讓人變得正面的換句話說舉例

- 不管幾次都得做→不管幾次都能挑戰！
- 這件事辦不到→做得到就太厲害了！
- 好像很難→搞不好我做得到喔！
- 不知道就吃虧了→知道真是太好了！

缺乏衝勁 有氣無力 轉換心情

無精打采時，總之先笑笑

有益身體的理由

- 笑能讓我們體內的自然殺手細胞變得活躍，提升免疫力，**使自律神經保持平衡**。
- 腦波中的α波會增加，使身心放鬆。
- 血液循環也會變好，**大腦的運作更靈活**。
- 能讓憂鬱消失無蹤，**帶來幸福感**。

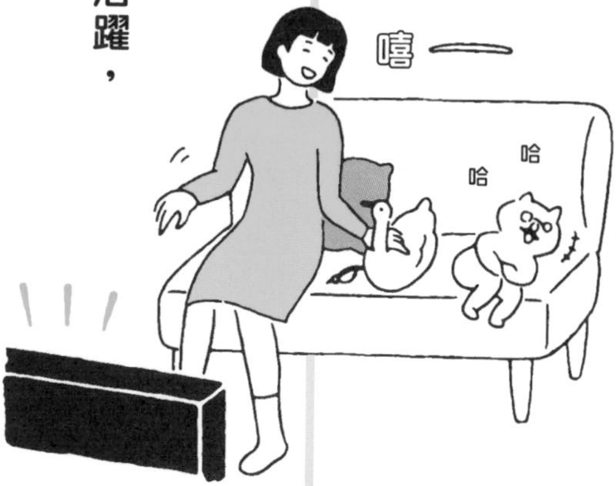

無精打采時，總之先試著笑笑，就當被騙才相信這個方法也好。看好笑的電視節目也可以。

感受到壓力　心浮氣躁　轉換心情

痛快哭一場

有益身體的理由

● 流淚能讓副交感神經居於優勢，大腦進入放鬆模式，**緊張與壓力都得以舒緩**。

● **淨化心靈**。

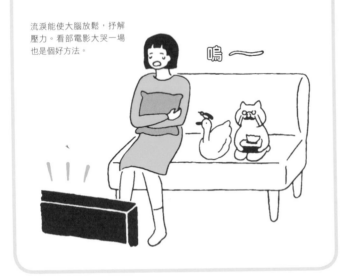

流淚能使大腦放鬆，抒解壓力。看部電影大哭一場也是個好方法。

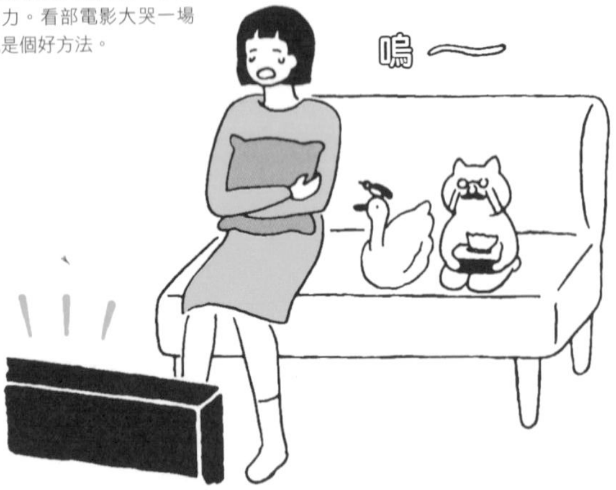

感受到壓力　心浮氣躁　轉換心情

放聲大喊或丟擲東西，胡鬧一下

有益身體的理由

● **彷彿將怨氣吐出一般，放聲大喊，或是丟擲東西。如此能發洩壓力，使心情舒暢。**

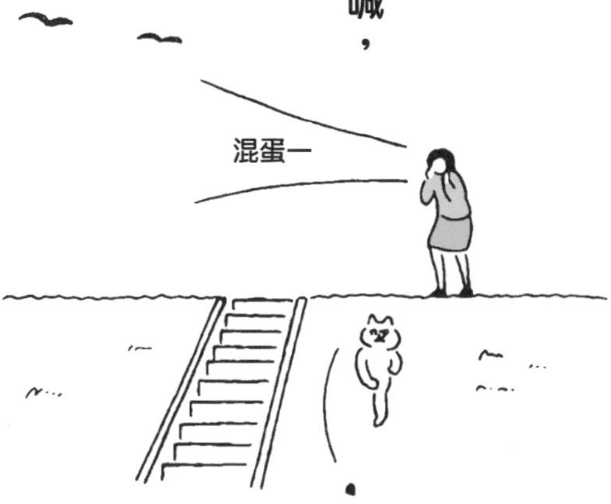

就算是成年人，偶爾也想要大叫或丟擲東西。只不過，做的時候請不要造成他人困擾。

感受到壓力 放鬆 情緒不穩定 轉換心情

不要將情緒憋在心裡，試著找人傾吐

有益身體的理由

- 說出來的同時，也能整理思緒，**因而有所體悟**。
- 傾吐後，會有種得到他人的接納感覺，**心情也會平靜下來**。

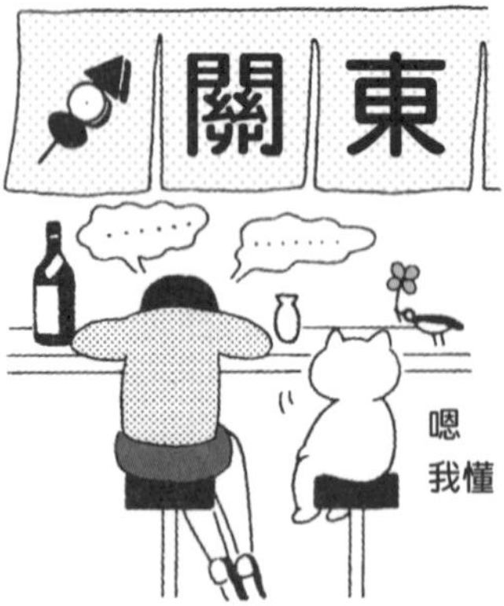

如果是敏感的話題，也可利用電話諮商的方式。跟陌生人開口反倒更容易。

感受到壓力 轉換心情

將煩惱和壓力的來源寫在紙上，然後撕破

有益身體的理由

- 藉著寫在紙上再撕破的具體行動，**能產生一種將煩惱驅離體外的感覺**。
- 將會讓人憶起煩惱和壓力的東西丟掉也是個方法，這麼做是**減少製造煩惱的機會**。

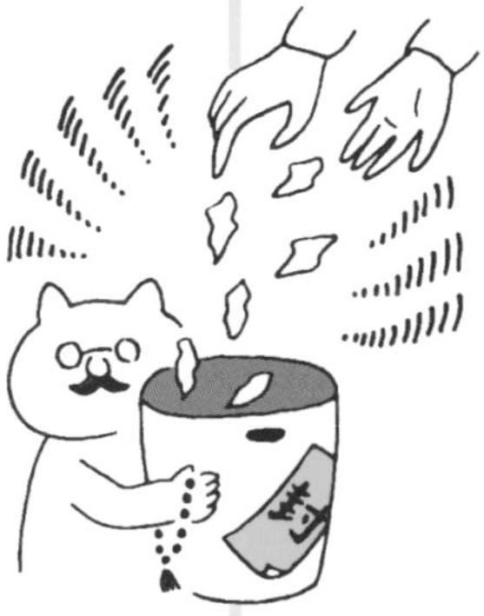

不管如何，生活中就是會累積壓力。如果能有個定期抒壓的方法，心情也會比較輕鬆。

心理習性　健康管理　免疫力差

不要相信立即見效的健康方法

有益身體的理由

- 立即見效的方法，也會立即失效。
- 無法馬上看到效果的「繞遠路的健康方法」，才能讓身體恢復自癒力，解決根本的健康問題。
- 繞遠路的健康方法比較沒有副作用，不會傷害身體。

繞遠路的健康方法

繞遠路的健康方法，不只是處理身體的不適症狀，
也會觸及身體各部位及其相互關係，花時間讓全身狀況變好。
就算看似沒什麼效果，但可能只是現在還看不出來罷了。
請試試本書介紹的「繞遠路」的健康方法，
如按摩、瑜伽、冥想、中藥、按壓穴道、灸法等，選擇適合自己的做。

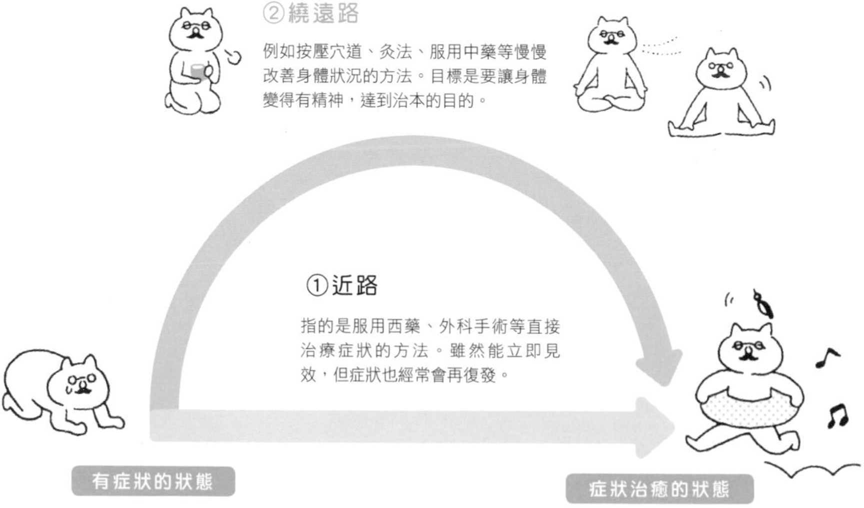
②繞遠路
例如按壓穴道、灸法、服用中藥等慢慢改善身體狀況的方法。目標是要讓身體變得有精神，達到治本的目的。
①近路
指的是服用西藥、外科手術等直接治療症狀的方法。雖然能立即見效，但症狀也經常會再復發。
有症狀的狀態
症狀治癒的狀態

立即見效的方法無法解決根本問題

基本上，治病求的是盡可能「快速」及「正確」，不過，立即見效的方法不是常有強烈副作用，就是無法治本。西醫使用的藥品及外科手術就是其中代表。比方說，頭痛吃止痛藥雖能緩解症狀，但還是會再頭痛，又得服藥。這是因為止痛藥只是暫時讓身體不覺得疼痛罷了。也常有止痛藥很快就失效的情況。

另一方面，像按摩小腿、按壓穴道及灸法等健康方法，是比較間接的做法。舉例來說，如果是血液循環不良造成肩膀僵硬、引發頭痛，這類方法是先讓血液循環變好，改善體寒跟肩膀僵硬，也因此達到降低頭痛頻率的結果。這就是「繞遠路的健康方法」。雖然繞遠路，但能解決身體不適的根本原因，非常健康。

在尋求立即見效的方法前，請先試著思考，究竟是哪種健康方法符合你目前的症狀。

感受到壓力 放鬆 轉換心情

給自己獎勵

有益身體的理由

- 達成一個目標後，買個東西給自己或吃頓好的做為獎勵，能提升幹勁。
- 獎勵會讓大腦分泌多巴胺，帶來快感。大腦為了得到快感，會將達成目標視為優先。
- 目標設定得小一點，然後準備許多小獎勵給自己。

你為自己準備了什麼獎勵？

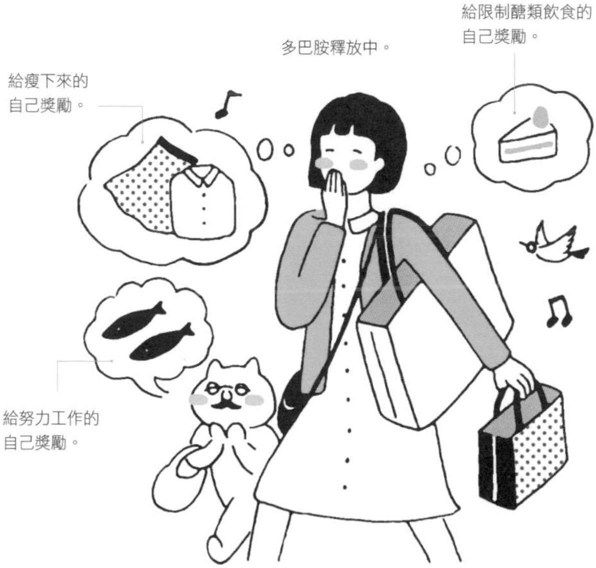
給限制醣類飲食的
自己獎勵。
多巴胺釋放中。
給瘦下來的
自己獎勵。
給努力工作的
自己獎勵。

達成一個目標後，馬上獎勵自己！
每天的小喜悅能變成持續的動力。

用獎勵來活化大腦

持續挑戰一件事雖然很困難，但如果那件事對自己有好處，你還是會想持續下去吧？

請偶爾給努力的自己一點小獎勵。比方你挑戰的是限制醣類食物的攝取，就可以跟自己約定好，「如果能努力一星期，週末就能吃喜歡的食物」。如果你喜歡花，可以買花回家裝飾，做為每天早上健走的獎勵。就像這樣，以平常忍耐不碰的東西或喜歡的事物做為獎勵。愉快的事會讓大腦釋放出多巴胺，帶來放鬆感。

獎勵的重點，是要在達成目標後很快給予自己獎勵。動物實驗也顯示，如果動物做出正確行為，但訓練者沒有在六十秒內給予獎勵，就無法讓牠們確實學會。

每天的一點小獎勵，一定能激發你的動力。因為，人類其實相當容易受到外在刺激的支配。

察覺身體狀態　身體歪斜　心理習性　體寒

別讓行為一成不變

有益身體的理由

- 做各種事活動身體，能讓阻滯的血流狀況變好。
- 加點變化，有助察覺自己在思考和身體活動上的習性。
- 調整刻板想法，也能減少與他人的衝突。

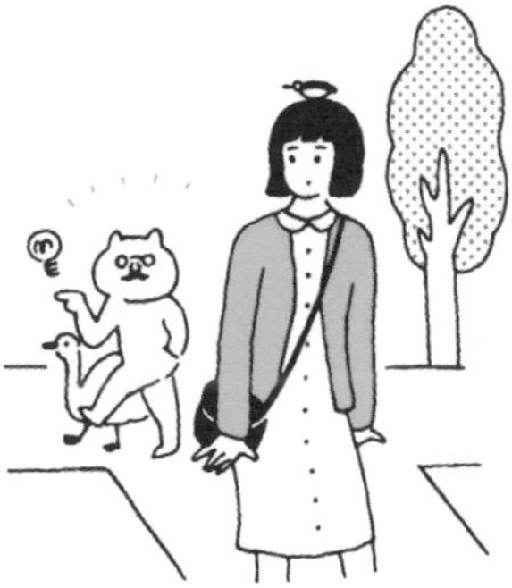

走跟平常不一樣的路
能看到沒看過的風景等，有意想不到的發現。

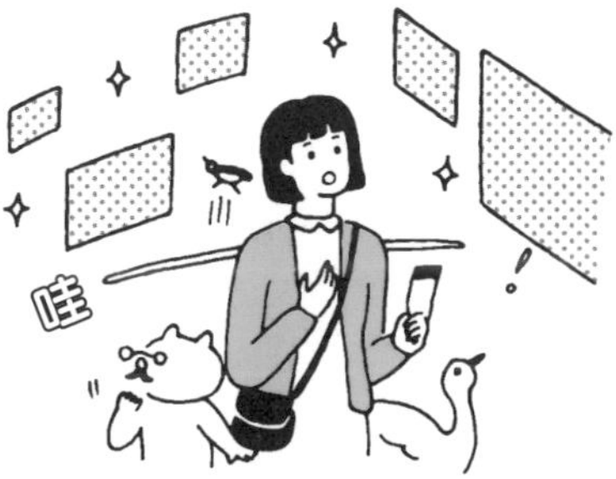

逛逛美術館和博物館
接觸藝術和新知，能刺激大腦和心靈。

試著改變一下角度

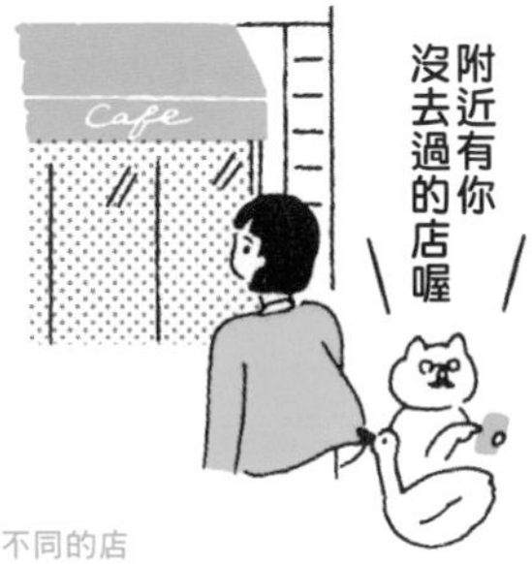

去不同的店
如果老是去同樣的店，偶爾可以發掘一下沒去過的店。

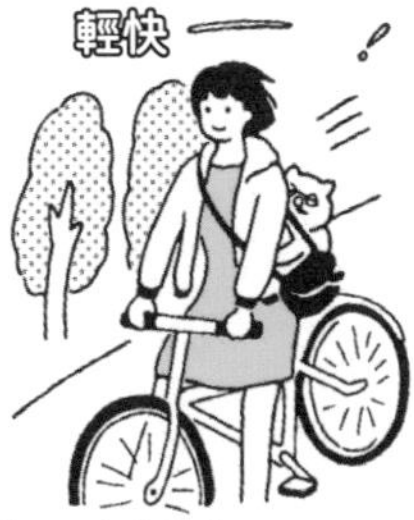

改變一下交通方式
騎腳踏車或走路，不要搭車或開車，讓平常沒活動到的肌肉動一動。

老是做同樣的事會導致身心不適？

每天早上搭同一班車，中午去同樣一家店吃午餐，回家時出車站，走同樣一條路回家……我們的日常生活就是在重複同樣的事。不過，這種一成不變也會造成身心不適。比方說，就算上半身的伸展運動對身體很好，但要是只做這種伸展，也無法消除下半身的水腫。生活習慣也是如此。首先，請檢視一下自己的行動，並意識到那些已成為模式的習慣。

為行動加點變化

如果發現有些行為已成為一種模式，就有意識地做些改變，像是「走和平常不一樣的路」「在目的地前後一站下車」「加入跟平常做的伸展活動不一樣的動作」，就像這樣，只是稍微變化一下也無妨。改變生活習慣最終還是為了身體健康。

放鬆　感受到壓力　注意力不集中　免疫力差　自律神經失調　轉換心情

接觸山、川、海洋等大自然

有益身體的理由

- 欣賞自然風景、接觸大自然，能減少腎上腺素的分泌，使心情平靜。
- 能回到最自然的狀態。
- 身體能接收到大自然的能量。

假日接觸大自然

芬多精是植物為消滅傷害它們的細菌所釋放出的化學物質。芬多精的英文是由phyto（自然）和cide（殺）所組成，具有殺菌、使副交感神經居於優勢、提升免疫力等許多也有益人體的優點。

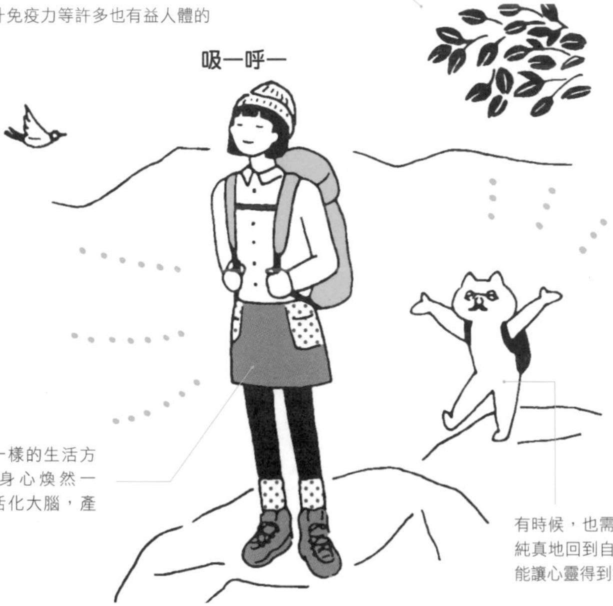

和平常不一樣的生活方式，能讓身心煥然一新，也可活化大腦，產生新想法。

有時候，也需要像個孩子般純真地回到自然狀態。如此能讓心靈得到療癒。

從化學的角度來看也有療癒效果

接觸大自然，是不是會讓你有種精神一振、心情平靜的感覺？尤其是有綠意的地方還能產生負離子的效果。在化學上來說，樹木釋放出的芬多精是一種化學物質，它能使大腦的α波增加，讓身心放鬆、提升注意力。因此，在森林裡深呼吸，會感覺神清氣爽。芬多精也有防霉、防菌、淨化及消臭的效果，所以像空氣清淨機、芳香劑、口氣清新錠等產品也都會使用。

使用五感，活化大腦

置身大自然，我們會看到鮮豔的色彩，聽到動物鳴叫聲或海浪聲，聞到樹木或海洋的香氣等，五感受到許多刺激。這是平常難有的體驗。也可以說，現代人就是很缺乏這種「自然」。請偶爾從日常生活中抽離，置身大自然，也能藉此活化大腦。

感受到壓力 放鬆 轉換心情

種植物，或是養寵物

有益身體的理由

- 能感受養育生命的喜悅。
- 看到自己種的植物成長，會產生一種成就感。
- 接觸動物，能使心跳數和血壓下降，減少壓力。

照顧生物，能使人得到療癒

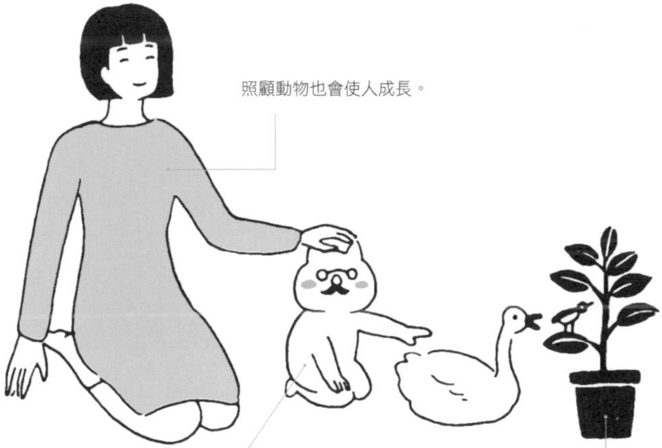

照顧動物也會使人成長。

貓咪喉嚨所發出的咕嚕聲，據說有提升生命力的療癒效果。

不能養寵物的話，可以先嘗試照顧觀葉植物。如果不慎讓植物枯萎，就向它道歉，不必太自責。

當植物的父母

照顧植物比想像中還需要毅力。為它們澆水、遮住夏季的強烈日曬，在此過程中，看著照料的花草成長的樣子，會有一種如同守護自己孩子成長般的成就感。事實上，也有稱為「園藝治療」的身心復健方法。

寵物是療癒達人

很多人都因為「動物輔助治療」的療法而知道動物能治療人。在痛苦的事情發生時，有養寵物的人比起沒養寵物的人，精神上受到的傷害比較輕，而帶著狗一起散步也比單純散步更能使人放鬆。

此外，在醫院或安養機構中，原本面無表情、長期臥床的人，也會因為動物的親近而展露笑顏、想動一動不太方便的四肢等。

就是由於動物不了解人的煩惱，所以人才能輕鬆跟牠們相處，心靈而得到療癒吧。

健康管理 慢性疲勞 心浮氣躁 感受到壓力 放鬆 憂鬱

放假時，保留一段時間什麼都不做

有益身體的理由

- 不必要求自己做的任何事都要有其意義。
- 這麼一來，心情就會比較從容自在。
- 放空後，會產生衝勁以及新想法。
- 養成大腦放空的習慣，就能避免陷入憂鬱狀態。

讓自己保有什麼事都不做的時間

- 星期六就是不做任何安排。
- 告訴自己，什麼安排都沒有，真是幸運。
- 夫妻和情侶則安排出能各自獨處的時間。
- 偶爾把孩子交給其他人照顧，試著自己獨處。
- 週末不設鬧鐘……等。

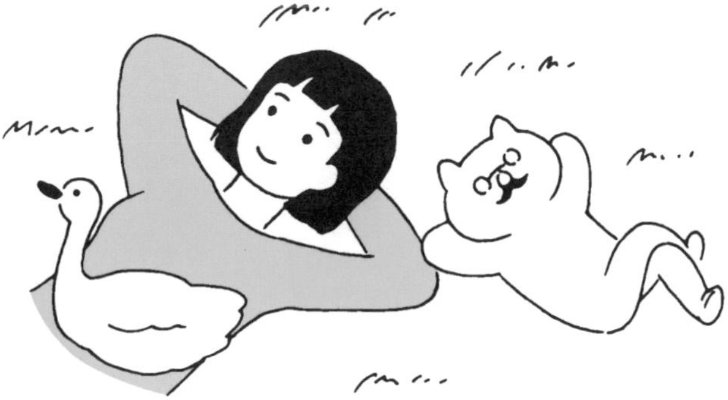

安排一個與自己相處的時間

雖然說，讓每分每秒過得很有意義看似有益身心，但並不盡然，**什麼意義都沒有的時間也很重要**。要不然，起碼在放假時，試著什麼事都不做、讓腦袋放空如何？

冥想、隨便晃晃、看看風景等，這些沒有特別目的的行為能讓心靈煥然一新。個性認真的人或許會覺得漫無目的浪費時間，但有這種什麼都不做的時間，會讓心情變得從容自在，能有機會**好好正視自己平常不太認真面對的內心**。被時間追著跑，就會連發想出新點子的從容也沒有。

大腦過度工作的話，心情會無法跟上，也可能因此出現心理疾病。適度讓大腦休息、有段時間可以冷卻下來，能整理紊亂的思緒，隔天產生繼續努力的衝勁。請適時切換工作與休息的開關。

穴道對應圖

了解本書提到的穴道在什麼位置，以及有何效用。

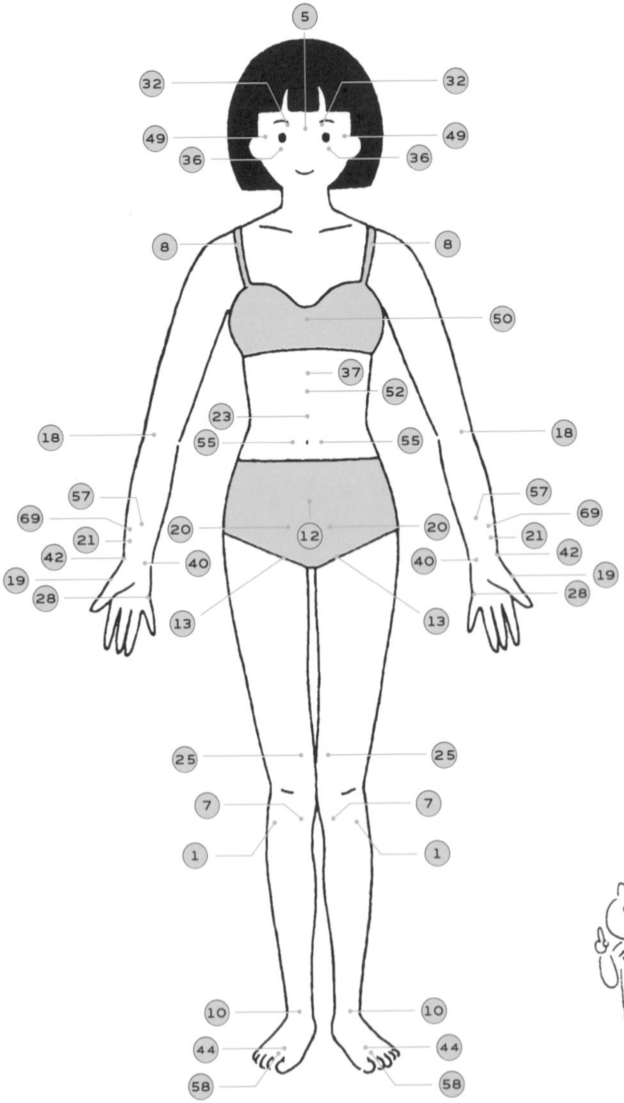

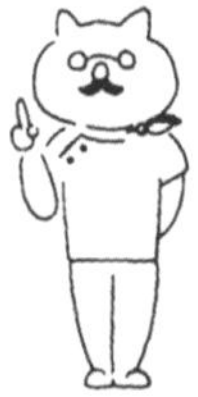

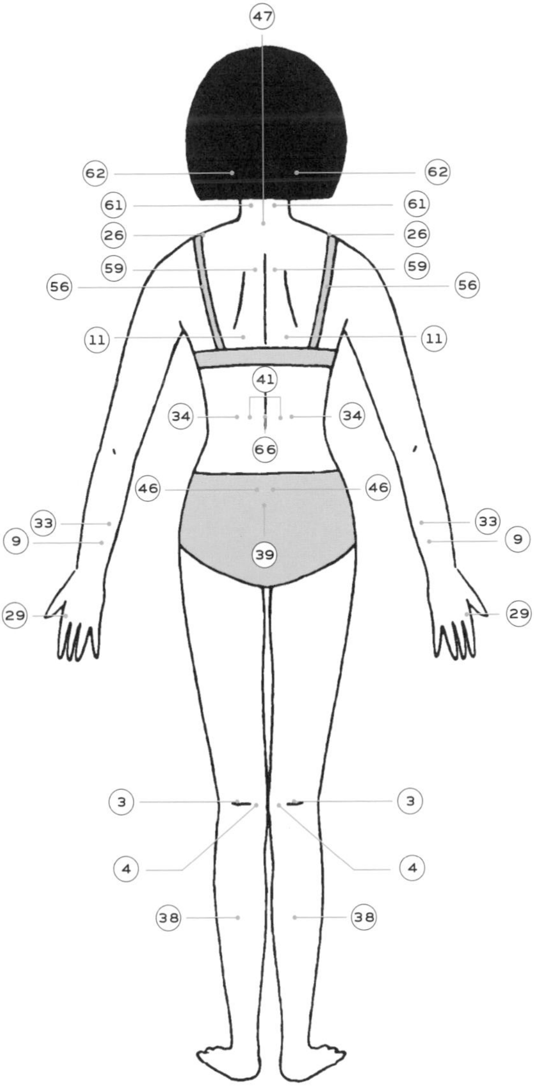
47
62
62
61
61
26
26
59
59
56
56
11
11
41
34
34
66
46
46
33
33
9
9
39
29
29
3
3
4
4
38
38

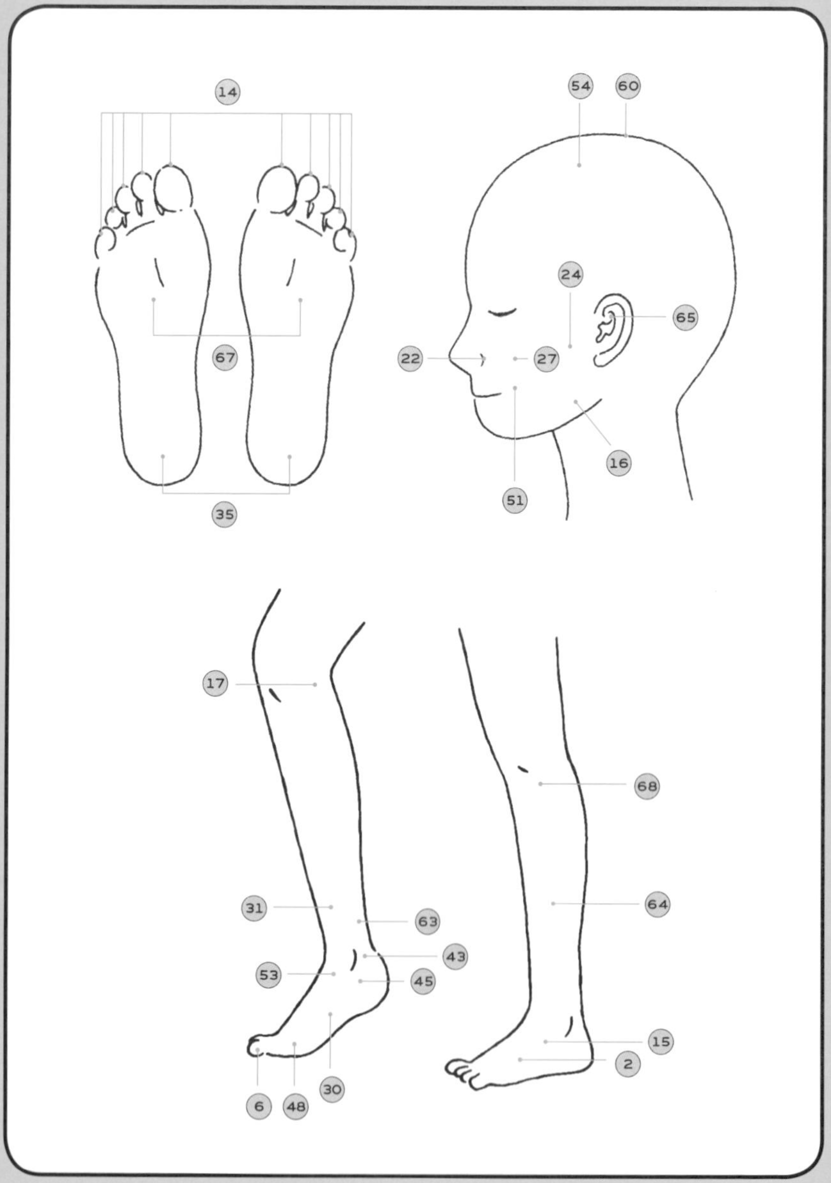
14
54
60
24
65
67
22
27
16
51
35
17
68
31
63
64
43
53
45
15
2
30
6
48

穴道的名稱和功效

1 **足三里** 增強體力、變得有精神、健胃整腸。
2 **足臨泣** 頭痛（頭部側邊）。
3 **委中** 腰痛、血液循環變好、膀胱炎。
4 **陰谷** 水腫、膀胱炎、利尿。
5 **印堂** 精神安定、放鬆。
6 **隱白** 止血效果、做惡夢。
7 **陰陵泉** 水腫、排毒。
8 **雲門** 強化呼吸功能。
9 **外關** 發汗、排毒、感冒初期、美肌。
10 **解溪** 腸胃冷、食慾、口內炎。
11 **膈俞** 貧血、美肌、打嗝。
12 **關元** 體寒、生理痛、變得有精神。
13 **氣衝** 水腫、排毒、生殖器官疾病。
14 **氣端** 末梢血液循環變好、四肢麻痺。
15 **丘墟** 變得更果決。
16 **頰車** 緊實臉部肌肉、健胃。
17 **曲泉** 陰部因濕悶而發癢。
18 **曲池** 解熱、降血壓。
19 **魚際** 解熱、乾咳。

---

20 **歸來** 生理期不順、生理痛、左側則對便祕有效。
21 **經渠** 乾性皮膚、皮膚粗糙、提升呼吸功能。
22 **迎香** 法令紋、鼻塞、流鼻水。
23 **下脘** 健胃整腸、胃寒。
24 **下關** 緊實臉部肌肉、健胃。
25 **血海** 血液循環變好（月經異常）、皮膚病。
26 **肩井** 肩膀僵硬、心情變得平穩、感受到壓力。
27 **顴髎** 臉部水腫、皮膚鬆弛。
28 **後溪** 肩膀僵硬、落枕。
29 **合谷** 改善血液循環、改善便祕、變得有精神、改善肩膀僵硬、增加體力、舒緩下牙疼痛。
30 **公孫** 健胃整腸、水腫。
31 **三陰交** 有助血液及淋巴液流動順暢、水腫、婦科疾病。
32 **攢竹** 眼睛疲勞。
33 **支溝** 便祕、解熱。
34 **志室** 提高生殖功能、腰痛、髮質健康、泌尿系統疾病。
35 **失眠** 失眠。
36 **四白** 臉部水腫、皮膚鬆弛。
37 **上脘** 健胃整腸、胃寒、抑制打嗝。

㊳ **承山** 水腫、改善血液循環、痔瘡。

㊴ **上仙** 生理痛。

㊵ **神門** 安神。

㊶ **腎俞** 體寒、提高生殖功能、腰痛、泌尿系統疾病。

㊷ **太淵** 呼吸變順暢、增加脈搏次數。

㊸ **太溪** 呼吸變順暢、體寒、強化骨骼、泌尿系統疾病、提高生殖功能、髮質健康、腰痛。

㊹ **太衝** 貧血、髮質健康、眼睛疲勞、改善血液循環、心浮氣躁、憂鬱。

㊺ **大鐘** 水腫、頻尿。

㊻ **大腸俞** 便祕、腹瀉、生理痛、腰痛。

㊼ **大椎** 體寒、發汗、感冒初期、提升免疫力。

㊽ **太白** 增強體力、便祕、腹瀉、提升消化功能、味覺變敏鋭、口內炎。

㊾ **太陽** 頭痛、臉部水腫、皮膚鬆弛、眼睛疲勞、下顎痛。

㊿ **膻中** 舒暢心胸。

(51) **地倉** 口角歪斜、口角炎。

(52) **中脘** 健胃整腸、胃寒、食慾不振。

(53) **中封** 生理痛、強化骨骼、安定心神。

(54) **通天** 嗅覺變敏鋭。

(55) **天樞** 腹瀉、便祕。

(56) **天宗** 上肢不能舉、手腕麻痺、肩膀僵硬。

---

(57) **內關** 憂鬱、胃部不適、宿醉、暈車、精神安定、感受到壓力。

(58) **內庭** 控制食慾、消除胃熱。

(59) **肺俞** 排毒、強化呼吸功能、肩膀僵硬。

(60) **百會** 集中注意力、提升能量、變得有精神、產生衝勁。

(61) **百勞** 脖子僵硬、抑制發汗、止咳。

(62) **風池** 發汗、感冒初期、脖子僵硬、眼睛疲勞、鼻塞。

(63) **復溜** 口渴、身體燥熱、頭部發熱發脹、滋潤。

(64) **豐隆** 改善全身氣血循環、水腫。

(65) **耳穴的胃區** 抑制食慾（回到正常狀態）。

(66) **命門** 體寒、腰痛。

(67) **湧泉** 體寒、失眠、泌尿系統疾病、婦女病。

(68) **陽陵泉** 下半身疼痛、感受到壓力、安定心神、肌肉疼痛、降血壓。

(69) **列缺** 通便、皮膚粗糙、過敏、強化呼吸功能。

嚴選 中藥藥方一覽表

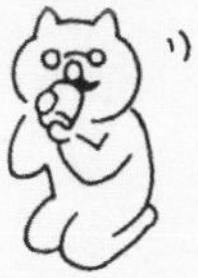

本篇介紹一些常見的中藥藥方。這些藥方不是吃個短時間就作罷，而是要持續服用。

沒有精神、無法消除疲勞、食慾不振

【補中益氣湯】適合體力差、全身使不上力的人。腸胃弱的人也可服用。

【十全大補湯】適合體弱、體寒、貧血、食慾不振的人，有滋養強壯的效果。

消化系統的各種症狀、慢性胃炎、食慾不振

【六君子湯】加強腸胃功能

【安中散】緩解發炎及疼痛。對於胃痛、腹痛、胃脹氣也有效。

【半夏瀉心湯】消除因腸胃不適引起的胸悶、緩解發炎，對食慾不振和胃脹氣也有效。

肌肉痛、關節痛

【麻杏薏甘湯】緩解關節痛、神經痛及肌肉痛。

膝蓋痛、水腫

【防己黃耆湯】身材微發福但體弱者的關節腫脹或疼痛，以及水腫、多汗、肥胖症等。

抽筋、小腿抽筋

【芍藥甘草湯】小腿或其他部位抽筋時可服。對腹痛和腰痛也有效。

生理痛、生理期不順、更年期障礙等婦科疾病的各種症狀

【當歸芍藥散】體質虛弱且有貧血傾向者。有暈眩、水腫、肩膀僵硬等症狀者。

【桂枝茯苓丸】體力中上，上半身燥熱，但腳部冰冷者。

【加味逍遙散】肩膀僵硬、容易疲倦，精神不穩定或容易焦躁者。

嚴選

芳香療法常使用的精油

本篇整理出一些具代表性的精油，可實際去店裡確認香味再購買。

【伊蘭】

香味的特徵　嗆辣濃烈的甜甜花香。

效用　散發出女人味，抒壓，緩解心悸。

【甜橙】

香味的特徵　帶著甜味的橙香。

效用　使心情開朗；舒緩神經性的腸胃不順及食慾不振。

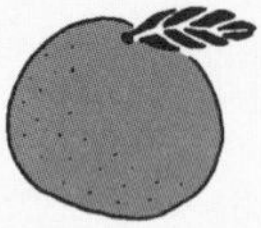

【杜松子】

香味的特徵　清爽的森林系香氣。

效用　讓頭腦清楚，注意力集中。有幫助身心排毒的良好效果。

【天竺葵】

香味的特徵　帶有甜味的草本香氣。

效用　情緒不穩定、更年期障礙及生理期問題等。

【茶樹】

香味的特徵　清爽的森林系香氣。

效用　有強烈殺菌效果，可抗菌消炎及消毒，並可提升免疫力。

【薄荷】

香味的特徵　令人精神一振的香氣。

效用　能讓身心都清爽，對花粉症、暈車暈船暈機、腸胃不適也有幫助。

【百合】

香味的特徵　有點濃郁的森林系芳香。

效用　有殺菌、消炎、鎮痛等作用，也適用於傳染病。

【薰衣草】

香味的特徵　溫和的花香。

效用　能放鬆身心，幫助入眠，也能調整自律神經、提升免疫力。

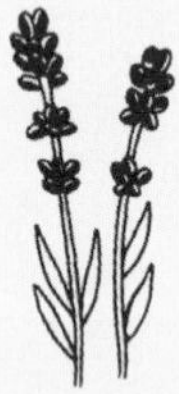

【檸檬】

香味的特徵　新鮮清冽的香氣。

效用　使思緒清晰，並能轉換心情及提升注意力，也有消毒和殺菌的效果。

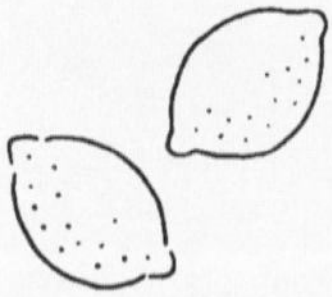

【迷迭香】

香味的特徵　帶有清涼感的香草味。

效用　因為利尿、促進血液循環、發汗，而有排汗效果，也能提升注意力和記憶力。

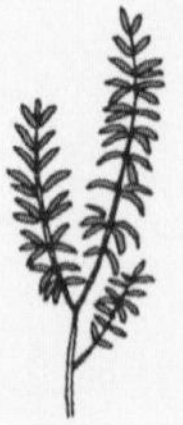

【洋甘菊】

香味的特徵　有著如乾草般令人懷念的香氣。

效用　對於發炎和過敏有效，能緩和皮膚發炎。

【羅馬洋甘菊】

香味的特徵　蘋果般的甜香。

效用　能緩解如耳痛、牙齒痛等幼兒的各種不適症狀。也能舒緩成人的生理痛及緊張。

【快樂鼠尾草】

香味的特徵　有著如香甜檸檬茶的香氣。

效用　舒緩緊張，也有助於調整荷爾蒙、改善更年期障礙。

【葡萄柚】

香味的特徵　帶有苦味的柑橘系新鮮香氣。

效用　鎮定情緒，讓人感覺正面。

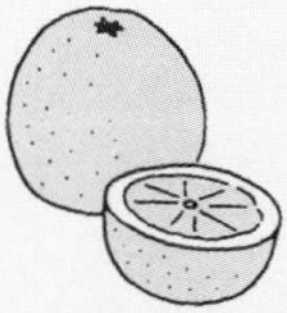

【絲柏】

香味的特徵　檜木般沉穩的香氣。

效用　集中注意力，舒緩焦慮。

【檀香】

香味的特徵　甜香。

效用　穩定情緒。對泌尿器官的發炎及緊緻皮膚也有效。

【茉莉】

香味的特徵　帶有異國情調的濃厚甜香。

效用　消除不安及心緒紊亂，也能舒緩產後憂鬱。

【甜馬郁蘭】

香味的特徵　溫暖及帶有一絲甜味的香草系香味。

效用　舒緩孤獨及悲傷的情緒，也能緩解肌肉痛及生理痛。

【橙花】

香味的特徵　帶著一點苦味的柳橙花香味。

效用　讓震驚的情緒得以舒緩，也有抗老化的效果。

【廣藿香】

香味的特徵　如墨水般的煙燻香。

效用　讓心情平靜，鎮定不安的情緒。

【黑胡椒】

香味的特徵　嗆辣的胡椒香。

效用　改善體寒、肩膀僵硬、肌肉痛，以及提升消化功能。

【乳香】

香味的特徵　如檸檬般清新沉穩的香氣。

效用　排毒、抗菌，改善呼吸器官，對皮膚的抗老也有幫助。

【岩蘭草】

香味的特徵　讓人想到泥土香氣的煙燻香。

效用　安定慌亂的情緒，也有助保養肌膚及緩解肌肉疼痛。

【佛手柑】

香味的特徵　伯爵茶的香氣來源、平衡的柑橘系香味。

效用　緩解包括食慾不振、失眠等由於不安所引起的憂鬱症狀。

【安息香】

香味的特徵　如同香草般的甜香。

效用　穩定呼吸、安定情緒。

【沒藥】

香味的特徵　清涼沉穩的香氣。

效用　古埃及用於木乃伊的殺菌。能鎮定心神，加以淨化。

【香蜂草】

香味的特徵　帶有甜味，如檸檬般的香氣。

效用　又名檸檬香蜂草，能平復沮喪的心情，也能緩解過敏症狀。

【檸檬香茅】

香味的特徵　混合了檸檬香及草香的香氣。

效用　有鎮痛的功效，也能讓心情開朗起來，變得正向。

【玫瑰原精】

香味的特徵　深濃豐富的玫瑰香。

效用　心神不定時能帶來安定的力量。

嚴選

順勢療法一覽表

順勢療法是利用植物、礦物、動物等各種素材所含的能量。

【烏頭】
藥的來源 烏頭花。
對應症狀 感冒初期症狀、突然受到驚嚇的狀態及不安、恐懼。

【蜜蜂】
藥的來源 蜜蜂。
對應症狀 蟲咬後的刺痛感、心神不定的不安感。

【砷】
藥的來源 砷。
對應症狀 食物中毒、腹瀉、嘔吐等消化器官的症狀，以及擔心及不安。

【山金車】
藥的來源 山金車（植物）。
對應症狀 因為受傷或心理創傷造成的驚嚇，以及術後恢復。

【呂宋果】
藥的來源 呂宋果（植物）。
對應症狀 深沉的悲傷，任何人都無法分擔的悲慟。

【吐根】
藥的來源 吐根（植物）。
對應症狀 久咳不癒、噁心、嘔吐、孕吐。

【蕁麻】
藥的來源 歐蕁麻（植物）。
對應症狀 蕁麻疹。

【洋甘菊】
藥的來源 洋甘菊。
對應症狀 哭鬧幼兒的各種症狀，疼痛引起的怒氣。

【胡藤蔓】
藥的來源 胡藤蔓（植物）。
對應症狀 傳染病或感冒，因緊張或恐懼造成的麻痺、發抖。

【硫磺】
藥的來源 硫磺。
對應症狀 皮膚的問題。

【烏賊墨】
藥的來源 烏賊的墨汁。
對應症狀 生理痛、更年期障礙等與女性生殖器官有關的問題。

【馬錢子】
藥的來源 馬錢子（植物）。
對應症狀 消化不良、胃脹氣、宿醉、噁心。

【鈉】
藥的來源 氯化鈉。
對應症狀 皰疹、慢性疲勞。

【金絲桃】
藥的來源 金絲桃（植物）。
對應症狀 指尖、指甲等末梢受傷、疼痛、神經損傷。

【瀉根】
藥的來源 瀉根（植物）。
對應症狀 慢慢加劇的發熱症狀、乾咳及口渴。

【風信子】
藥的來源 風信子（植物）。
對應症狀 女性和孩童常見的容易哭泣、彆扭執拗。

【硫化鈣】
藥的來源 硫化鈣。
對應症狀 有疼痛症狀的傳染病、瘤、膿瘍。

【顛茄】
藥的來源 顛茄（植物）。
對應症狀 突如其來的嚴重發炎、高燒、劇烈頭痛。

【野葛】
藥的來源 野葛（植物）。
對應症狀 扭傷、關節炎、坐骨神經痛、肌肉痛、風濕病、在寒冷和濕氣下惡化的症狀、帶狀皰疹。

【芸香】
藥的來源 芸香（植物）。
對應症狀 腳踝扭傷、肌肉疼痛、小腿等的瘀血、眼睛疲勞。

全38種 花精一覽表

花精共有38種，請配合自己想療癒的情緒選擇處方。

【龍芽草】
對應症狀 勉強自己，結果外表反而看起來很開朗。

【白楊】
對應症狀 感到莫名的不安。

【山毛櫸】
對應症狀 忍不住挑剔及批評他人的缺點。

【矢車菊】
對應症狀 失去自主性，對他人的話百依百順。

【紫金蓮】
對應症狀 對自己沒有自信，導致依賴他人。

【櫻桃李】
對應症狀 受激烈的情緒所支配，以至於對自己和他人造成傷害。

【栗樹芽苞】
對應症狀 無法從失敗中學習，不斷重複同樣的錯誤。

【菊苣】
對應症狀 想用自以為的關愛去控制他人。

【鐵線蓮】
對應症狀 無法面對現實，只想逃避。

【野生酸蘋果】
對應症狀 太在意一些細瑣的小事。

【榆樹】
對應症狀 即使想做什麼事也提不起勁，覺得空虛。

【龍膽草】
對應症狀 就算事情順利也會疑神疑鬼。

【荊豆】
對應症狀 還沒開始行動就覺得事情一定無法順利。

【石楠】
對應症狀 無法體會他人感受，做出的行動都是以自我為中心。

【冬青】
對應症狀 總是焦躁不安。

【忍冬】
對應症狀 無法面對現實，一直藉由過去的回憶來逃避。

【角樹】
對應症狀 不論做什麼事都不快樂，感覺到沉重的壓力。

【鳳仙花】
對應症狀 覺得配合別人很麻煩，不喜受干涉。

【落葉松】
對應症狀 沒有信心面對新挑戰。

【溝酸漿】
對應症狀 總覺得不安，憂心不已。

【芥末】
對應症狀 突然感到憂鬱，對人生失去希望。

【橡樹】
對應症狀 為強迫觀念所困，以至於太過努力。

【橄欖】
對應症狀 不論做什麼事都只覺得疲憊，不覺得開心。

【松樹】
對應症狀 不論什麼事都覺得是自己的問題。

【紅栗花】 對應症狀 太過保護對自己而言重要的人。

【岩玫瑰】 對應症狀 因為沒預期到的事而受驚嚇。

【岩水】 對應症狀 嚴以律己，覺得事情一定要怎麼樣才行。

【線球草】 對應症狀 優柔寡斷。

【聖星百合】 對應症狀 無法承受悲傷與痛苦。

【甜栗花】 對應症狀 面臨深沉的絕望。

【馬鞭草】 對應症狀 裝模作樣，想讓自己看來很好。

【葡萄藤】 對應症狀 硬要別人接受自己的想法。

【胡桃】 對應症狀 無法接受現狀。

【水堇】 對應症狀 太過孤僻。

【白栗花】 對應症狀 想法負面，因而煩惱。

【野燕麥】 對應症狀 多方嘗試，但總得不到成就感。

【野玫瑰】 對應症狀 喪失氣力，感到無力。

【楊柳】 對應症狀 嫉妒他人。

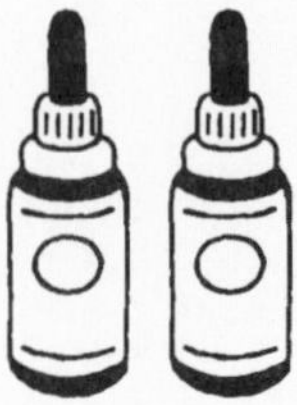

食慾不振　40　130
自律神經失調　26　42　126　136　184　204
視力變差　129　156　158　177
皺紋　84　110
心肌梗塞　112　113　114
頭痛　68　76　108　168
生理痛　116　160　162　164　172
生理期問題　26　48　56　63　72　76　80　142　161
背部僵硬　150　154　158　172
減肥　26　28　32　50　70　96　100　103　104　120　122　124　126　132　142　176
健康管理　138　140　142　144　146　148　198　208
皮膚鬆弛　110　174
排毒　28　32　36　50　52　54　66　76　117　132　152　153
心悸　89
限制醣類的攝取　32　103　104　120　124
動脈硬化　112　113　114　118
皮膚粗糙　30　34　54　84　100　132
有氣無力　192　193
體寒　26　28　36　48　50　52　54　56　58　60　62　63　64　66　70　72　76　103　111　117　150　152　153　166　172　202
美肌　26　28　36　62　66　78　84　96　98　104　106　110　122　174　178　180
敏感性皮膚　30　54　161　178
貧血　80　98　100
婦女病　48　56　76　142　164　166

【生理狀態】

腳底濕悶　52
過敏　54　86　120
抗老　78　84　98　112　113
呼吸困難　89
腸胃不適　48　50　63　72　96　107　117　122　126　130　173
打呼　182
缺乏運動　150　152　153
營養不良　94　95　102
放屁　128
感冒初期症狀　68　70　90
肩膀僵硬　62　66　68　150　154　157　158　168　182
偏食　94　95　96　98　102　104　106　107　120
頭髮毛躁　80
眼睛疲勞　62　129　156　158　168　177
關節痛　111
乾性皮膚　30　178
防癌　107
察覺身體狀態　132　144　146　202
肌肉疲勞　82
脖子僵硬　62
打嗝　128
腹瀉　86
口臭　138　140
小臉　122
骨質疏鬆症　34　82
牙周病　140
四肢麻痺　111
黑斑　84　180

附錄

對症索引

可從症狀、身體狀態、目的等查詢。

【心理狀態】

心浮氣躁 32 34 38 82 190 194 195 208

憂鬱 42 88 100 136 150 184 208

轉換心情 64 136 150 156 157 170 176 193 194 195 196 197 200 204 206

緊張 42 90 92

精神不振 40

心理習性 188 190 198 202

注意力不集中 32 38 126 128 156 184 204

情緒不穩定 82 88 142 196

感受到壓力 40 42 44 78 92 148 176 184 190 194 195 196 197 200 204 206 208

恐慌 90 92 184

不安 42 90 92 184

缺乏衝勁 192 193

焦躁慌亂 38 184 192

放鬆 28 58 63 64 117 148 156 157 196 200 204 206 208

宿醉 50 88

不孕 142

失眠 28 44 63 88 136 181 182 184

便祕 86 104 106 107 118 132 173

脹氣 128 130 173

慢性疲勞 28 32 34 44 58 66 78 80 89 98 100 130 158 182 208

水腫 26 28 36 52 66 150 153 166 174

暈眩 76

免疫力差 26 36 50 60 86 98 198 204

身體歪斜 52 158 202

腰痛 56 63 66 68 158 170 172 182

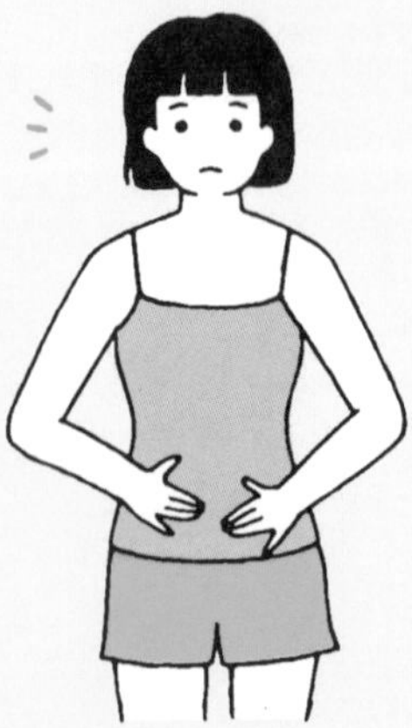

● 監修者

小池弘人

出生於東京。1995年畢業自群馬大學醫學系，之後取得醫學博士，為群馬大學醫學系兼任講師、日本統合醫療學會指導醫師、日本內科學會認可的醫師、日本臨床檢查醫學會認證的專科醫師。2003年被綜合醫療的世界性領導者安德魯・威爾（Andrew Weil）博士率領的美國亞利桑那大學統合醫療計畫選為合作研究員，鑽研統合醫療的實踐。2007年成立小池統合醫療診所，透過中醫、針灸等東方醫學，找尋現代醫學之外的替代醫療可能性。所監修的《一日4分鐘，按摩小腿肚，一生都不胖》成為暢銷書，帶動了按摩小腿肚的風潮。

● 穴道監修

米谷友佑

畢業於京都醫健專門學校針灸科。針灸師。前WHO上海國際針灸養成中心講師，師承指導教官吳澤森先生。基於中醫的理論，針對婦科、整型外科、呼吸器官科、皮膚科等的各種疾病的患者進行針灸治療。現任「仲良針灸接骨院」院長，與小池弘人醫師一起進行診療。

Creative 114

女生要好好的

用一張圖，學會美麗健康祕訣

監修者：小池弘人
譯者：李靜宜

出版者：大田出版有限公司
台北市104中山北路二段26巷2號2樓
E-mail：titan3@ms22.hinet.net
http：//www.titan3.com.tw
編輯部專線（02）25621383
傳真（02）25818761
【如果您對本書或本出版公司有任何意見，歡迎來電】
法律顧問：陳思成

填回函雙重禮
① 立即送購書優惠券
② 抽獎小禮物

總編輯：莊培園
副總編輯：蔡鳳儀　執行編輯：陳顗如
行銷編輯：陳映璇、黃凱玉
行政編輯：林珈羽
校對：金文蕙、李靜宜
初版：2017年5月1日
二刷：2021年2月5日
定價：新台幣 320 元
總經銷：知己圖書股份有限公司
台北公司：106台北市大安區辛亥路一段30號9樓
TEL：02-23672044／23672047　FAX：02-23635741
台中公司：407台中市西屯區工業30路1號1樓
TEL：04-23595819　FAX：04-23595493
E-mail：service@morningstar.com.tw
網路書店 http://www.morningstar.com.tw
讀者專線：04-23595819 # 230
郵政劃撥：15060393（知己圖書股份有限公司）
印刷：上好印刷股份有限公司
國際書碼：ISBN 978-986-179-484-6　CIP：417.1 / 106003191

OTONAJOSHI NO FUCHO WO NAKUSU KARADA NI IIKOTO TAIZEN
Supervision by Hiroto Koike